丛书主编
戴淑凤

本册主编
王永午
戴淑凤
李　荔

撰　稿
王永午
戴淑凤
徐　通
王　修
张力夫
张鸿懿
方　静
单海军

SOS 救助父母，
救助儿童

让分心多动
儿童
摆脱烦恼

U0225640

中国妇女出版社

图书在版编目（CIP）数据

让分心多动儿童摆脱烦恼 / 王永午，戴淑凤，李荔
编．－－ 北京：中国妇女出版社，2018.11
（SOS救助父母，救助儿童 / 戴淑凤主编）
ISBN 978-7-5127-1650-6

Ⅰ．①让… Ⅱ．①王…②戴…③李… Ⅲ．①儿童多
动症－家庭教育 Ⅳ．①R748②G78

中国版本图书馆CIP数据核字（2018）第230370号

让分心多动儿童摆脱烦恼

丛书主编： 戴淑凤
本册主编： 王永午　戴淑凤　李　荔
策划编辑： 廖晶晶
责任编辑： 王　琳
封面设计： 季晨设计工作室
责任印制： 王卫东
出版发行： 中国妇女出版社
地　　址： 北京市东城区史家胡同甲24号　　邮政编码：100010
电　　话： （010）65133160（发行部）　65133161（邮购）
网　　址： www.womenbooks.cn
法律顾问： 北京市道可特律师事务所
经　　销： 各地新华书店
印　　刷： 北京通州皇家印刷厂
开　　本： 165×235　1/16
印　　张： 18.75
字　　数： 265千字
版　　次： 2018年11月第1版
印　　次： 2018年11月第1次
书　　号： ISBN 978-7-5127-1650-6
定　　价： 58.00元

主编寄语

编写"SOS救助父母，救助儿童"丛书，是我1996年的构想。这种想法的起因源于当时我对问题儿童的粗浅认识和对问题儿童父母困惑的同情。1992年，我系统学习了神经生理学和神经心理学，先后进修学习了发展与教育心理学（北师大研究生班）及特殊需要儿童教育的相关学科。为了实际研究并帮助孩子和父母，于1995年春，在师兄师妹们的鼓励下，"东方圣童儿童发展研究中心"成立了，主要开展儿童发展测评及特殊需要儿童教育指导。在这个儿童发展中心，我接触了成千上万位望子成龙的父母，了解了更多父母教育子女的失误；也是在这个中心，我接触了成千上万名来自国内外的问题儿童，了解了问题儿童的苦难及其父母的困惑与无助。就是在这种情况下，我深感一个小小的儿童发展咨询与教育中心能为孩子和父母提供的帮助实在太有限，不如把知识教给父母，由父母来帮助孩子，这样或许才是"救助父母，救助儿童"的根本办法。于是，我萌生了撰写本套丛书的想法。当时，广大父母渴望有这样的教材，又有几家出版社对这个选题非常感兴趣，争相预订出版。但是，当我静下心来准备行动的时候，又觉得这套书涉及多个学科，自觉水平有限，而且临床工作又十分繁忙，编写这样一套科普著作，不仅需要花费大量时间，而且必须把高、难、深的学术名词，艰涩的学术理论写得通俗易懂，把教育策略写得翔实好用，可操作性强，让父母一看就懂，一学就会，一用就灵，才能不落窠臼。所以，我只好把这一设想搁置下来，并谢绝了诸家出版社的邀约。

2003年，中国妇女出版社的领导和几位编辑又和我谈到这套丛书，其情之切，令我感动。恰在此时，我又遇到了一件令人触心垂泪的事，终于促使我下了决心一定要撰写一套供特殊儿童的父母阅读的教育咨询和教育训练丛书。

一天，我从北大妇儿病房楼道走过时，迎面走来一位年轻女士。我觉得似曾见过，但又想不起在何时何处，只能报以微笑。那位女士说："戴教授，您还记得我吗？两年前，我带两个月的儿子看过您的门诊，您当时告诉我孩子可能存在中枢协调障碍，需要进行一些干预性训练。我对您的提醒没放在心上，加上我一个人带孩子，手忙脚乱，光对付孩子的吃喝拉撒都感到头昏脑涨，哪儿还有时间进行什么训练，总觉得孩子长大就好了。没想到，随着孩子年龄的增长，他不仅没好，问题还越来越严重，现在两岁多了还不会走路，两腿交叉，双拳紧握，也不会说话……我懊悔极了，觉得对不起孩子。我该怎么做才能尽快挽救孩子呢？"说完，她绝望地失声痛哭……

在几十年的临床工作中，我何止见过一位这样懊悔而痛苦的母亲！据不完全统计，我国小儿脑瘫的发生率为2.0‰～3.5‰，早产低体重儿发生率更高，这样推算下来，全国大约有几百万由于脑瘫未及早诊治而致残的孩子；孤独症患儿为300万～500万；分心多动的孩子至少1000万；学龄儿童中智力正常，由于学习能力导致学习障碍者为5%～10%，这在全国将是一个不小的数字。这些不能不说是父母的痛苦，孩子的不幸。

我们再看看另一个儿童群体——"儿童感觉统合失调症"患儿。这些孩子智力正常甚至超常，但种种原因导致儿童感知觉发展偏差。这些孩子行为违常，情绪暴躁，分心多动，学业滞后，适应社会能力差，甚至会发生破坏行为，令家长头痛、学校无奈，是一个在学龄儿童中发生率约占30%的大群体。据不同地区对儿童感觉统合失调的研究统计数字报道，北京市学龄儿童感觉统合失调率为46.29%，上海市学龄儿童感统失调率为52.7%，南京市为34.9%。这些数字说明儿童感统失调已成为现代普遍存在的"时代文明病"。随着科学的发展，环境的污染，生活方式的现代化，孩子受不良成长环境和失误教养方式的影响，这些问题不仅不会消失，而且有日渐增多的趋势，严重影响着孩子的身心健康和学业发展，影响着社会的安定和谐，令父母痛苦不堪。

怎样才能尽量减少有这样那样问题的孩子，使已经发生问题的孩子向正常发展，并拥有幸福的人生呢？这不仅是医生的事，而且需要全社会、多学科人士的共同关注、共同努力，并为之奋斗。

父母应当在准备要孩子前，就学习如何做父母，使发展中的孩子尽可能地减少、减轻问题，使孩子尽可能地向着理想的方向发展；对于出生即被界定为"高危婴儿"的孩子，应当及早实施科学干预，并定期随访，进行发展水平测评和针对性教育，使高危婴儿得到正常发展；如果孩子的问题已经萌发，则要用敏锐的眼睛仔细观察，用善于思考的头脑进行分析，以雷厉风行的行动、切实可行的措施，及早动手帮助孩子……这些才是对孩子负责，才能争取得到最好的结果。

每一个小生命都是日新月异、快速发展的小精灵，他们都来自一个单细胞生物体——受精卵。由一个最原始的细胞发育成最高级的生物体——人，要经历生物进化历程中的风风雨雨。当前，迅猛发展的高科技推动了社会进步，也制造着伤害人类自身的副产品——环境污染、竞争压力等，这必然会殃及孕育胎儿的母体的内、外环境，不同程度地影响着胎儿的正常生长发育。好不容易到了临产期，又面临着围产期缺氧、早产、感染、脑损伤等风险的考验。出生后，一个快速发展中的个体又面临着更多方面的风险，如家庭和外界环境污染、营养、疾病、教育等，一句话，造成婴幼儿发展偏差、发育障碍的原因很多，这些因素不仅不会消失，而且有增无减。这是生物进化过程的必然，也是科技发展的附属品。但是，面对无法改变的大社会和大环境问题，人们可以采取一些预防措施达到优生优育的目的。这些问题可以通过孕前检查、围产期保健和出生时（出生后）系统监护得到有效预防。可以说，父母就是孩子的未来，孩子的问题在很大程度上与父母有关。只要您是一位勤学习、善思考、豁达明理的母亲或者父亲，您一定会在专业人士的热情帮助下，改变和创造孩子美好的未来，因为奇迹总是属于用心人的。

在本套丛书撰写过程中，我们尽量做到融医学、认知神经学、心理学、教育学、社会学、伦理学等学科为一体，在保证丛书科学性的基础上，力争做到文字简练，通俗易懂，尽量以表格形式展示需要冗长文字叙述才能说清楚的内容，使读者看起来不累，便于理解和记忆；注重实用性与可操作性。书稿完成后，我们请一些家长进行评审，深受赞誉，都认为这是一套实用、看了能懂的好书。本套丛书第一版面世后，受到广大读者、特教机构、早教机构和专业人士的高度评价，这些机构将本书作为教师的培训教材，普遍反映内容翔实、科学，实用性、可操作性强；家长们也反映，这套书实用、好用，用了孩子就有进步。我们还收到上千封读者的来信，其中相当一部分家长是看到本套丛书后才知道孩子有问题的。这些家长也提出了一些中肯的建议，希望操作方面更形象一些，更具体一些，案例再多一些，希望有语音、视频演示。此次改版中，每一分册都尽可能地融进了新知识、新技术，特别融进了小儿推拿、中医外治、饮食调理等，企盼更加贴近读者，为更多孩子和父母提供帮助。

本套丛书分为《让脑瘫儿童拥有幸福人生》《让孤独症儿童走出孤独》《让分心多动儿童摆脱烦恼》。丛书由我构思，拟订框架，并拟写了《让脑瘫儿童拥有幸福人生》《让孤独症儿童走出孤独》《让分心多动儿童摆脱烦恼》各章、节的写作条目及部分章节、样稿。具体的编写分工为：《让脑瘫儿童拥有幸福人生》由刘振寰教授任分册主编；《让孤独症儿童走出孤独》由贾美香教授任分册主编；《让分心多动儿童摆脱烦恼》由王永午教授任分册主编。

本次再版对《让脑瘫儿童拥有幸福人生》《让孤独症儿童走出孤独》《让分心多动儿童摆脱烦恼》进行了修改更新。本套丛书编写当中曾经得到了董奇教授、林庆教授、王玉凤教授的关心和指导，中国妇女出版社的编辑们也为本丛书的出版付出了辛苦的工作，在这里谨致谢意。

全社会关注儿童健康发展、关注弱势儿童正常发展已经形成新的态势，我们医务工作者将努力尽自己的微薄之力，将艰涩的专业研究结果转化为能让百姓读懂、会用的科普知识和实用性强的操作技术，并借助网络、媒体等多种渠道，帮助更多的父母和孩子，包括从事特殊教育的老师。这就是我们编写这套丛书的初衷。如果本套丛书能对家长和同行起到一点儿作用的话，我们就深感欣慰了！

　　本书如有错漏、不妥之处，真诚地希望同行、读者批评和指正。

戴淑凤

2018年9月18日

于北京大学第一附属医院

再版序

　　和戴老师相识于偶然，相知于瞬间。认识戴老师时间虽然不长，但是为她老人家那种坚忍执着所感动。我和她一样，也有一颗热爱儿童的心。和戴老师的交往之中，她的学识、她的善良深深地打动了我。当戴老师提到这本书要再版时，我从心底为这些需要帮助的家长和孩子感到高兴，确实需要一本科普性的书来唤醒大家对多动症的重视和干预。

　　当我远在离家千里之外的贵州，深夜里阅读这一行行感人的文字时，我真的又一次被感动和鼓舞。我做的工作相比两位老师来说是多么渺小。这次再版除了加入了一些新的医学概念和认识之外，保留了原版的大部分内容和结构。希望读者能够从中了解最新的一些科学理论动态。由于时间仓促，不足之处恳请读者多多指正。

李荔

2017年11月18日

序

一个聪明伶俐、活泼好动的孩子，为什么学习不好？这成了当今许多家长的心头之痛，难解之谜。

确实有一些孩子五官端正，四肢发达，身体健壮，智力正常，活动玩耍样样在行，唯有要安静下来专心学习，却困难重重，失神无主，东张西望，分心多动。他们听不进老师的讲课，看不清黑板上的内容，记不下学习的笔记，交不出课堂上的作业。这样的孩子一个班里如果有两三个，似乎不算太多，约为5%，但依此推算，全国至少有1000万以上这样的儿童，这是一个不可小视的数字啊！他们到底出了什么问题？

"分心多动"就是他们的症结所在。从心理学的角度来分析，就是他们的注意力有缺陷，不能主动注意一件有意义而无兴趣的事物。他们容易分心，容易被无关的刺激所吸引，表现为动作过多，冲动任性，性情急躁，无法自控。这在医学上被称为多动症或注意缺陷多动障碍。

有多动症的孩子虽然智力通常都没有问题，但由于学习不能专心，成绩比较差，还影响其他同学，所以往往得不到老师的喜爱、同学的欢迎，父母也容易忽略孩子真正的问题。别看这些孩子整天蹦蹦跳跳，嘻嘻哈哈，其实内心是十分苦闷和烦恼的。

本书从实用的角度出发，对儿童多动症进行了比较全面、通俗的叙述，其中预防和治疗占了本书的大部分内容，许多都是作者多年积累的经验。本书重点强调：

▲ 多动症是儿童期精神心理障碍中的一种慢性疾病，多动症的种种表现是一种疾病症状，不是儿童的故意行为。

▲ 多动症是一种可以治疗的疾病，治疗效果比较好。关键是早发现、早诊断、早干预、早治疗。

▲ 多动症应该采取药物、心理、家庭等综合疗法，其中药物治疗效果较好，但存在一定的副作用。

▲ 多动症不容易自然痊愈，但综合疗法可以提高治愈率。多动症不可能在短时间内治愈，药物治疗时间比较长，应在医生指导下进行。

▲ 如果多动症能得到及时、正规、有效的治疗，预后多是良好的。如果不治疗，病情可以延续到青少年、成年，甚至终生。

▲ 多动症的危害是多方面的，它不仅给个人、家庭带来不幸，给社会、国家也会造成损失，它所带来的危害是人们始料不及的。

我们热切期望本书的出版能对多动症儿童及其家长有所帮助。本书也可以作为儿童教育工作者、儿童保健人员、儿童心理医生、儿科医师及有关人员的参考用书。

由于时间仓促，水平有限，错漏之处在所难免，敬请同行、读者批评指正。

王永午

2005年9月

于上海长征医院

目录

第六章　儿童多动症的真假区别

第七章　儿童多动症的早期预防

第十三章　儿童多动症的脑电生物反馈疗法

第十四章　治疗儿童多动症的中华医药

第一章

儿童多动症的问题由来

·

　　儿童多动症的问题由来已久，早在1845年就有人把儿童无端多动作为一种病征加以描述。最初的命名较多，没有统一，目前较公认的命名为注意缺陷症（ADD）和注意缺陷多动障碍（ADHD）两种类型，简称多动症，俗称分心多动。多动症好发于学龄儿童，按5%估计，全国多动症儿童至少在1000万以上，这真是一个不可小视的数字啊！

从儿童多动症问题说起

儿童多动症是一个比较常见的问题。有些孩子从小就动作过多，注意力不集中，不肯听话，不能按大人的指示去做，家长总觉得自己的孩子不服管，不好教，甚至打骂也没有用。这些孩子不适应集体生活，进入幼儿园后，他们不能安静地坐一会儿，总是无目的地东走西跑，忙忙碌碌，一刻不停，也不听老师指导，我行我素，想干什么就干什么；上课时注意力不集中，不听老师讲课，不遵守课堂纪律，乱喊乱叫，有时还去惹别的孩子，使得老师无法讲课；游戏时不能遵守游戏规则，常常与别的小朋友争夺玩具，或欺负小伙伴；吃饭、睡觉也不安定，饭菜到处撒，睡觉满床滚。老师总是向家长反映孩子不听话、不肯学，但孩子的脑子并不笨，就是不安静，不合群，不肯好好学习。这些孩子常常使家长伤透脑筋，苦不堪言。

上小学以后，这些孩子多动的表现更加明显，上课时坐不住，小动作不停，一节课只能听几分钟，甚至根本不听。在课堂上常常逗惹同学，或大声说话，或离开座位，影响课堂秩序，惹得同学讨厌，老师生气，而孩子自己也十分苦恼。等下课铃一响，他们就像脱缰的野马一样冲出课堂，乱奔乱跑，逗弄同学，你争我夺，打打闹闹，惹是生非，玩得满头大汗，上课了久久安不下心来，无法专心听老师讲课。女同学的表现稍好一点儿，上课时表现为小动作多，玩辫梢，割橡皮，咬铅笔，啃指甲，也是忙个不停，胡思乱想，注意力容易分散，上课的内容听不进、记不住，一开始学习就比较困难。有些孩子天资较好，在一、二年级功课比较简单时，还能应付过去，甚至能取得较好成绩。但进入二、三年级以后，科目数量增加，内容加深，学习逐渐感到困难。由于受注意分散、多动的困扰，他们对学习渐渐失去兴趣和耐心，学习成绩逐步下降，甚至达到不及格的地步。

一个看上去聪敏、活泼、可爱的孩子，为什么总是注意力分散，多动，不听话，不肯好好学习，不能控制自己的行为，学习成绩波动不定，甚至逐渐退步？家长和老师实在是困惑不解，不知如何是好。不少家长认为自己的孩子不学好、不争气，孩子故意捣乱，于是采取高压手段，棍棒教育，把孩子打得皮破血流，仍没有什么效果；有的家长不仅自己天天教，还聘请家庭老师帮助，费尽了心机，想尽了办法，收效也不明显。不少老师都认为多动症孩子顽皮，缺乏家教，于是经常向家长告状，要家长加强管教。许多家长听到老师说自己孩子在学校表现不好，心里又急又气，又愧又馁。

有些家长和老师发现孩子这样的状况，想到孩子是不是得病了，于是把孩子带到医院去看医生。过去，医生对这类孩子的认识也很不一致，有的认为孩子是正常的，没有什么病，只是教育问题；有的认为孩子在心理上有些问题，应该进行心理治疗，不必使用药物。直至20世纪50年代，人们才认识到孩子的无端多动是一种病症，而且用药物治疗可以取得较好的效果。

儿童多动症问题简史

早在19世纪80年代，德国医生霍夫曼（Hoffman）就率先提出："孩子不明原因的烦躁不安、多动行为不是由于孩子的故意调皮好动，而是一种病态的表现。"

1902年，心理学家斯蒂尔（Still）发表了名为《儿童异常心理状态》的文章，首先对儿童活动过多做了更为详细的论述。他认为，多动症是一种独立存在的疾病，与智力迟缓或脑损伤是有区别的。这些儿童的智力多是正常的，他们所表现的多动不安、注意障碍、情绪不稳、冲动任性和攻击破坏等异常行为，不能完全以父母对儿童缺乏教养来解释，主要是由于儿童在行为控制、意志力等方面存在缺陷，即使有脑损伤的存在，那也是极其轻微的。

1922年，有学者发现患过脑炎的孩子，往往会出现活动过多、行为改变等现象，所以认为多动的症状是由于脑炎后遗症引起的。

1931年，温可夫（Winncoff）在对多动症患儿进行了较为详细的观察后，明确指出，这类儿童的多动症状不是儿童时期活力旺盛的表现，也不是舞蹈症样的异常动作，而是一种病态综合征，并提出"儿童多动症"或"活动过度综合征"的病名。

1932年，克拉美（Kramer）和帕尔诺（Pallnow）联合发表论文，正式以"儿童多动综合征"的命名做了较为详细的报道。

1937年，布拉德里（Bradley）明确指出，多动症儿童的过度活动与一般儿童的顽皮好动是不同的，这种过度的活动是儿童时期行为异常的一种特殊形式。他首先使用苯丙胺口服治疗儿童的过度活动，并取得了比较好的效果。

1942年，林斯里（Lindsley）试图用镇静的方法来治疗儿童的多动症。他采用口服苯巴比妥的方法进行治疗，结果发现儿童的多动症状不但没有减轻，反而更加严重。他认为不能用镇静的方法来治疗儿童多动症。

1947年，斯特劳斯（Strauss）等人观察发现，大脑受损伤的儿童容易患多动症，于是认为儿童多动症是由脑损伤引起的，并提出"脑损伤综合征"的命名。

1949年，美国儿童心理学家盖塞尔（Gesell）等研究发现，多动症儿童的脑损伤是很轻微的，应命名为"轻微脑损伤"（minimal brain damage，MBD）。后来克莱门茨（Clements）又改称为"轻微脑功能失调"（minimal brain dysfunction，MBD）。

以上这些观察和研究结果，在当时并没有引起应有的重视。直到20世纪50年代以后，有关儿童多动症的文献报道才日益增多。哌甲酯（利他林）开发应用于临床以后，药物治疗的效果更加显现出来，有效的实例随手可举。可惜当时学者们的看法和认识仍不一致，甚至连命名也没能统一。

1959年，帕塞马尼克（Pasamanic）等把行为和学习问题与脑功能损害联系起来考虑，并认为与儿童出生时的脑损伤有关。这时，轻微脑损伤的概念才引起学者们的广泛兴趣和探索。研究发现，许多脑损伤的儿童并没有多动症状，而许多有多动症状的儿童又没有脑损伤的病史，所以有人对"轻微脑损伤"（MBD）的命名提出异议。

1962年，国际小儿神经科专家在英国牛津开会讨论决定，在病因等问题没有搞清楚之前，暂时将此病定名为"轻微脑功能失调"。然而，为了通俗易懂和避免给人们一个"疾病"的印象，不少医生称其为"多动儿童"。

1966年，美国学者通过讨论，进一步肯定了"轻微脑功能失调"的命名，1970年得到各国普遍承认。据美国当时的报道，全美有30万～40万MBD儿童在服药治疗，发病率达到4%～10%。

1971年，美国召开了"关于应用精神振奋剂治疗学龄儿童行为障碍"的讨论会，提出了7点结论性建议：

▲ 对多动儿童必须由专业医生全面检查后才能做出诊断。

▲ 治疗必须根据家长自愿。

▲ 如果诊断确切，药物治疗对儿童健康没有妨害。

▲ 不会导致药物成瘾。

▲ 药厂不可直接给学校提供药物。

▲ 应该禁止儿童自行取服药品。

▲ 强调不应歧视那些曾用药物治疗的儿童，更不应该给他们留下任何"污点"。

1972年，美国道格拉斯（Douglas）提出了儿童分心和冲动时伴随多动行为更具广泛性和长期性的问题。因此《精神障碍诊断与统计手册第三版》（DSM-Ⅲ）使用了"注意缺陷障碍"（ADD），而对于有明显多动的命名为"注意缺陷伴多动"（ADDH）。

1977年，第29届世界卫生组织大会所采用的《国际疾病分类第9次修订版》（ICD-9），将本病定名为"儿童期多动综合征"（Hyperkinetic Syndrom in Childhood）。这一时期主要集中在多动，而忽视了注意缺陷。

1987年，《精神障碍诊断与统计手册第三版（修订版）》（DSM-Ⅲ-R）使用了注意缺陷多动障碍（attention-deficit hyperactivity disorder，ADHD）。

1990年，ICD-10使用"多动性障碍"（hyperkinetic disorder）强调注意缺陷和多动症状两大类表现的同时存在。1992年对多动伴有品行障碍的定义为"多动伴品行障碍"诊断名。

1994年，DSM-Ⅳ将本症分为两纬度三亚型，仍命名为注意缺陷多动障碍，分多动冲动为主型，注意缺陷为主型以及多动冲动和注意缺陷混合型。

我国从19世纪70年代开始关注多动症，1989年《中国精神障碍分类与诊断标准第2版》（CCMD-2）和1994年的CCMD-2－R定名为儿童多动症（注意缺陷/多动障碍）。2001年CCMD-3将多动障碍分为"多动症"及"多动症合并品行障碍"。以后有关专著和报道越来越多，多动症的防治工作日益受到重视，有关研究报道和专著不断涌现。

国外研究多动症的概况

多动症的研究工作至少已有170多年的历史，研究过程大致可以分为以下几个阶段。

▲ **症状描述和命名阶段**。世界上首例多动症儿童名为菲利浦（Phillip），由霍夫曼于1854年报道。在1950年前，多数报道偏重于症状的描述，如表现多动、行为异常、情绪多变、冲动任性等，并提出"活动过度综合征""儿童多动综合征""儿童多动症"等命名。开始用苯丙胺治疗后取得较好的效果。可惜，这些在当时没有引起应有的重视。

▲ **病因探讨和开展治疗阶段**。1950年以后，有关多动症的文献报道才日

益增多，药物疗效也显露出来。但由于找不到中枢神经系统的确切病变，诊断名称也没有统一起来。有人认为这类儿童的脑损伤是轻微的，或仅在功能上有轻微失调，故称本病为"轻微脑损伤"或"轻微脑功能失调"。1962年在一次英国专题讨论会上，人们采纳了这一名称，并从病因、诊断、治疗等方面开展研究。接着，美国又先后举行了三次相关专题讨论会，做了进一步肯定。但许多医生为了简单、通俗、易懂，仍习惯使用"多动症"这一名称。同时，用精神振奋剂治疗者日渐增多，疗效也被肯定。发病原因方面也进行了种种探讨，包括神经递质的测量、脑电活动的测试等，但没有得出一致的结论。1971年，美国召开了"关于应用精神振奋剂治疗行为障碍儿童"的研讨会，提出了7点建议，明确表示：多动症诊断确定后，用药物治疗对于儿童健康无害，也不会导致药物成瘾。

▲ **疾病分类和机理研究阶段**。随着对儿童多动症的广泛研究，人们发现多动症的表现有很大差别，有些儿童并无多动但有多动症的其他表现，对疾病名称和分类仍是需探讨的课题。1977年，第29届世界卫生组织大会将本病定名为"儿童期多动综合征"，并分为4型，即单纯活动过多伴注意障碍，伴有发育迟缓的多动症，伴有行为障碍的多动症，以及其他型多动症。1980年，美国DSM-Ⅲ将此病定名为"注意缺陷障碍"，正式作为一个独立的疾病诊断名称，并定出了诊断的主要依据。各国儿科学也相继将其列为疾病之一。1987年修订后的DSM-Ⅲ-R，又把本病分为注意缺陷障碍（ADD）和注意缺陷多动障碍（ADHD）两型。1994年出版的DSM-IV将本病分为多动和注意缺陷混合型、注意缺陷为主型和多动冲动为主型。1992年，世界卫生组织ICD-10命名为多动症性障碍（Hperkinetic Disorder，HKD）。与此同时，各种评分量表作为诊断方法也推行起来，其中美国康奈氏（Conners）量表较有代表性。关于多动症的病因和发病机理也有许多研究，如神经生物化学、遗传、环境、中毒、食物等，但没有完全一致的意见。多数专家认为，多动症是由多因素造成的疾病，即生理—心理—社会诸因素形成的疾病模型。

▲ **推广治疗和深入机理研究阶段。** 儿童多动症治疗已经积累了不少的经验，从药物治疗、心理治疗、行为训练到家庭教育、集体治理等方面，都有许多报道。药物的作用、副作用，治疗效果的追踪观察，以及新药物的探索，都有不少进展。在美国，应用精神振奋剂治疗儿童多动症是相当普遍的，约占学龄儿童的3%～6%。世界各地越来越认识到儿童多动症问题的重要性和积极治疗的必要性，药物等治疗方法已被广泛接受。另外，由于科学技术的进步，应用脑CT（电子计算机断层扫描）、磁共振（MRI）、同位素、遗传基因等检查，对大脑的微细结构、血流状况、脑电活动、脑诱发电位、脑新陈代谢、神经生物化学、遗传基因等进行了深入机理研究，为探明多动症的发病机理提供了许多宝贵的资料。

国内研究多动症的概况

我国于1981年11月由中华神经精神学会发布的《中华医学会精神病分类——1981》将ADD定名为"多动综合征"，一般常常简称为"多动症"。我国先后在上海（上海精神病防治院颜文伟为代表）、南京（南京精神病防治所陶国泰为代表）、北京、西安、广州、四川、东北等地开展了研究和防治工作，目前一些专科医院的儿童精神科以及儿科还专门开展了针对儿童多动症专科门诊，并积极探索多动症患儿的家长、老师问卷评分法，各种心理测试法，非药物治疗方法，脑诱发电位测试，以及各种认知能力测试法等。在治疗方面，与药厂协作研发多动症药物，深入研究了多动症的治疗方法。

与有些国家一样，我国在开展多动症防治工作时对多动症的认识也不一致，有的怀疑多动症的存在，有的不主张用药物治疗，有的害怕药物的副作用，有的只强调心理治疗等。但经过几十年来的实践证明，人们不但认识到多动症是客观存在的事实，而且可以用药物治疗，效果也是十分令人满意的。

关于多动症的治疗问题，过去偏重于心理治疗、行为矫正及改进教育方法等，而反对或抨击药物治疗。由于药物治疗取得良好效果的事实，人们对药物治疗的偏见和疑虑已有所改变，认识到多动症的治疗应在药物治疗的前提下，再辅以心理治疗、行为训练等方法，才能收到满意的效果。尤其一些多动症儿童原来智能良好，学习成绩优秀，就因为动作过多、冲动任性、行为不能自控、注意力不集中等造成学习困难，而成为班级里的差生。经过治疗以后，他们的行为表现出戏剧性的变化，学习成绩重新名列前茅，有的还当上了班干部。由于药物治疗方法科学、疗效理想、副作用少，已被越来越多的人接受。

在开展多动症的防治研究工作方面，中医中药也积极参与其中，生产了不少的中成药，取得了可喜的成果。1990年，冷方南等编著的《儿童多动症临床治疗学》一书，主要介绍了多动症的中医中药疗法。

儿童多动症的定义

严格来说，多动症儿童的定义应分为狭义的和广义的两种。

▲ 狭义的定义。多动症儿童是指没有智力障碍，智能正常或接近正常、高于正常，大脑没有明显器质性损害的儿童，而有多动、冲动、动作过多、注意力不集中、情绪不稳、自控能力差等表现，还可伴有认知、行为、性格等方面的改变，甚至出现动作协调困难，语言不畅等，往往造成学习成绩不理想、波动不定或逐渐下降。这类孩子常常被喻为"聪明面孔笨肚肠"。其中不包括大脑有明显器质性损害的疾病、智能发育迟缓、孤独症、遗传性疾病或有精神异常等引起的有多动症状的儿童。

▲广义的定义。除了狭义定义所指的这部分多动症儿童外，还包括由各种大脑器质性损害的疾病，如先天性脑发育不全、各种脑病、脑损伤、遗传性脑病、中枢神经系统感染等，以及智能低下、精神障碍、微量元素缺乏、铅中毒、营养不良、贫血等，引起的多动、注意力不集中、行为失控等多动儿童。多动症实际上是由多病因引起的一组临床症候群，故也命名为"多动综合征"。

本书所述的多动症儿童主要是指智能在正常水平，大脑无明显器质性病变，但有多动、冲动、注意力分散、行为改变的一群特定儿童，其中不少儿童伴有学习成绩下降。

多动症的患病率

在学龄儿童中多动症的患病率，各地统计差异很大，从1%～20%不等。如斯特瓦特（Stewart）统计，6～12岁学龄儿童中，患病率为4%；据美国马斯兰（Masland）估计，美国小学生有5%～15%患有多动症；温德（Wender）调查了荷兰两个地区的学龄儿童，多动症的患病率为10%；1970年路特（Rutter）等和1978年伯杰（Berger）等报告多动症儿童约占总数的5%～20%。美国旧金山市海南区的调查结果是，多动症的患病率为2%～5%。

有的学者认为多动症儿童没有那么多，如最初在英国的怀特岛上多动症流行病学调查，那里10～11岁儿童有2199人，其中符合多动症诊断标准的只有2人，患病率还不到0.1%。1970年，英国学者路特报道，怀特岛上多动症儿童的患病率为1%～1.5%。1971年，托宾（Towbin）估计全美国多动症儿童有300万以上，进行服药治疗者有30万～40万人。日本的报道为4%。瑞典的报道为2.1%。

用康奈氏量表评分指数调查统计儿童多动症患病结果如下。

五国儿童多动症调查统计结果

国家	调查总数（例）	患多动症数(例)	百分比(%)
美国	1908	220	11.5
加拿大	14083	2041	14.5
西德	5357	429	8
意大利	344	41	12
新西兰	415	62	15

美国哈佛医学院比特曼（Biedermam）教授报道，1990年以后世界一些国家学龄儿童多动症的患病率为5%左右（2%～8%）。

1990年后世界一些国家儿童多动症的患病率

年份	国家	患病率(%)	诊断标准
1990	德国	4.2	ICD－9
1991	爱尔兰	2	ICD－9
1991	英国	4	DSM－Ⅲ
1995	西班牙	7.9	DSM－Ⅲ－R
1996	美国	4	DSM－Ⅲ－R
1998	瑞典	5.1	DSM－Ⅲ－R
1999	巴西	5.6	DSM－Ⅳ
2000	荷兰	7.8	DSM－Ⅳ

不同国家、地区的不同诊断标准导致结果大相径庭。2002年，全球多动症的患病率在2%～18%，国际公认的患病率为3%～9%，其中男孩患病率高于女孩，为2～9∶1（我国患病率在3%～10%，男女比例约为4～9∶1）。有研究表明，注意缺陷为主型，与多动冲动为主型、混合型发病率分别为8.27%、

2.68%和2.63%。按照诊断标准不同，使用DSM-Ⅲ时患病率为2%～9.5%，平均4.9%，使用DSM-Ⅲ-R时为1.4%～13.3%，平均5.9%，使用DSM-Ⅳ时患病率为5.8%～11.5%，平均7.8%。

我国各地儿童多动症患病率调查结果也不一致，上海多动症的患病率（1983年）为13.4%，北京（1983年）为7%±1%，广州（1977年）为1.3%，南京（1981年）为3%，牡丹江（1981年）为3%。上海长征医院对上海市6个小学调查结果显示，患儿童多动症的学生为7%。

2013年，中华医学会儿科分会公布的一组数据显示，我国儿童多动症患病率是3%～5%，这相当于一个50人的班级就有2～3个多动症儿童，也意味着中国至少有1000万以上的儿童患有多动症，但诊率却不足1%。2014年，上海精神卫生中心公布的数据显示，学龄儿童中多动症患病率达5.8%，全国共有患儿超过1000万人。此病准确诊断率仅15%，而误诊率高达40%，可见儿童多动症已成为严重的公共卫生问题。

儿童多动症的患病率各地的统计差别很大，统计的差异并不代表实际上存在差异，而是因受一些因素的影响出现不同的结果：

▲家长、老师和医生对多动症的症状判断不完全一致，同一症状，有人可能把它包括在多动症之内，有人可能把它排除在外。

▲儿童的性别、年龄、文化水平，其所在的社会经济地位及所处的地理环境等因素，都可能影响对多动症的诊断。

▲应用的诊断量表和其他诊断方法缺乏统一标准，也会影响统计结果。

多动症的发生年龄和特点

前面已经提到，儿童多动症主要表现在注意力不集中、活动过度和冲动行为等方面存在问题，与一个人的素质、个性、性格、自我控制能力等有密切关系。目前认为该病与家庭社会因素、轻微脑损伤、神经生理功能异常、神经系统解剖及病理生理异常、神经生化因素、家庭遗传因素以及铅的影响有关。根据这样的观点，多动症可以发生在任何年龄。不过，不同年龄阶段的多动症的表现有其年龄特征。

▲**新生儿多动症**。有些有多动症的新生儿一出生就有神经系统不稳定的表现，如容易兴奋，常常吵闹、急哭，睡眠不安，容易惊醒、惊跳、夜间哭吵等，喜欢被抱着睡觉或白天嗜睡、夜里啼哭，成为有名的"夜啼郎"。

▲**婴儿多动症**。1岁内的孩子被称为婴儿。有的多动症儿童在婴儿时期就表现出多动，很不安宁，容易激惹，好哭，被抱在大人怀里时常常乱扭乱动，让大人十分费力。这些孩子常常无端吵闹，爱发脾气，父母总是抱怨自己的孩子实在难带。

▲**幼儿多动症**。1~3岁的孩子被称为幼儿。有多动症的孩子在幼儿时期表现得特别明显，如走路不稳，容易摔跤，乱奔乱跑，一刻不停，易受伤害。他们的注意缺陷已开始显露出来，注意力难以集中，东看看西望望，心神不宁，睡眠不安；不听大人的话，不好管教，不肯安静进食，吃饭时东跑西跑，饭菜满地撒；玩具乱放乱丢，不会好好整理。有的孩子性情怪僻，大小便不能自理自控，常常遗尿，甚至遗粪。

▲**学龄前期儿童多动症**。3~6岁的孩子被称为学龄前期儿童。他们的多动症状更加明显，在幼儿园里表现特别多动，东走走西看看，上课注意力不集中，不听老师讲课，不能静坐，学习困难；在游戏时不能遵守游戏规则，不能耐心等待，不服老师管教，不听老师指导；常常不肯安静午睡，经常与小朋友打闹不和，总是使老师感到讨厌，常受老师批评和惩罚。

▲**小学儿童多动症**。小学是多动症表现最明显、最突出的阶段。许多有多动症倾向的孩子进了小学不久或一两年以后，就显出多动症的典型表现。因为儿童入学以后，其生活、活动和行为等开始受到约束，上课时必须在课堂上

静坐，注意听老师讲课；生活上要按时间作息，遵守学校纪律，按时完成学习作业；游戏时要遵守游戏规则，要和小朋友和睦相处。这些都需要孩子有较强的自我控制能力才能做到。而多动症儿童正因为自制能力薄弱，对上学后的生活方式的突然变化难以适应，于是出现多动症的各种表现：上课注意力不集中，不能专心听讲，不能安心静坐，小动作多，扰乱邻近同学，甚至在课堂上来回走动，做怪相，插嘴话多，与同学吵架、发脾气，常常惹人，干扰集体活动，乱拿别人东西等；有的表现孤僻，不合群，抑郁，焦虑不安。多动症患儿的学习成绩常有波动性，如老师和父母加强辅导，成绩就会提高，如不抓紧辅导，成绩就会下降。

▲ **中学儿童多动症**。到了12~16岁以后，未经治疗的多动症儿童，多动症状可以有所好转，但注意力仍难以集中，容易分散，加上小学学习基础不好，中学学习难度加大，学习上感到困难重重，学习效果不好，成绩不断下降，孩子对学习失去兴趣，出现厌学、逃学现象。小学时期形成的不良习惯和行为也难以改变，容易被坏人引诱利用，染上不良习性，搞破坏活动，甚至出现青少年犯罪行为。有的孩子性格压抑（女孩较多），加上家长、老师施加的压力过大，学习上自卑，社交上孤僻，师生间疏远，亲子间不和，因而夜不归宿，离家出走，甚至发生厌世自杀等极端行为。

▲ **成人多动症**。成人多动症不像儿童多动症那样明显、突出，但成人多动症确实存在，约有30%的多动症可持续终生。随着成人心理的自然成熟，多动症状可以有明显好转，比较轻的多动症似乎已经痊愈。比较重的多动症仍表现出注意力不够集中，情绪不很稳定，容易冲动，自我控制能力差，不容易与人和谐相处，脾气暴躁，性格倔强，甚至有攻击行为，容易与人争吵、打斗，伤及无辜。他们的自我克制能力较差，一旦沾染吸烟、酗酒、赌博等恶习就不能改掉，有的工作马虎，缺乏理想，喜欢吹牛，朝三暮四，事业上难有成就，容易走上犯罪的道路。

多动症的性别差异

无论男孩还是女孩，都有可能患儿童多动症，但在发生率和临床表现方面具有明显的性别差异。据各方面统计，儿童多动症的发生率男孩明显（五六倍）多于女孩，男女比为4：1~9：1。

在临床方面，男女多动症儿童虽然都有注意缺陷，但男孩由于天性好动，伴有多动症状者较多，容易给人以"多动症"的印象；而女孩相对比较文静少动，容易被误认为没有多动症或给人以智能较差的印象。因此，男孩多为多动和注意缺陷混合型，而女孩则注意缺陷为主型较多。有人认为，如果把诊断的标准侧重在注意缺陷方面，则男女发病率不会有太大的差别，据统计大约为1.5：1。

第二章

儿童多动症的产生原因及症结

·

　　儿童为什么会患多动症？症结在哪里？这是一个十分复杂的问题。虽然有不少专家做了各方面的探索，但多动症之谜还没有完全被揭开。目前公认多动症是生理—心理—社会诸因素共同作用的结果。

儿童多动症的症结

多动症研究的重点集中在人的大脑。许多专家做了多方面的探索，并取得了不少有益的资料。

▲ **家庭遗传因素**。西尔弗（Silver）1971年发现，40%的多动症儿童的父母、同胞和亲属也患有该病。莫里森（Morrison）和斯特瓦特等对寄养子女的研究发现，一出生即被领养的多动症儿童的养父母在儿童时期有酒精中毒、反社会人格、癔病或多动症等病史的情况，比非多动症儿童的对照组高，但明显比多动症儿童的亲生父母在这些方面的患病率低得多。这说明多动症的发生与遗传因素有关，而非环境因素的影响。古德曼（Goodman）和史蒂文森（Stevenson）1989年的研究提出，多动症的遗传率为0.55～0.92，单卵双生子的同病率为51%，双卵双生子为33%。家族聚集研究也揭示了多动症在近亲中同时存在的情况，但至今尚未找到特定的遗传基因。

▲ **神经递质**。神经细胞之间的信息是通过突触来传递的。突触中负责传递的物质被称为神经递质。已知神经递质多达数十种，按功能可分为有兴奋作用的神经递质、抑制作用的神经递质和双向作用的神经递质。研究发现，神经递质的功能不足或异常，可能是引起儿童多动症的机理之一。

▲ **大脑结构**。早在1967年就有学者提出多动症是由于大脑额叶（前额叶）发育迟缓引起。1973年，普利布拉姆（Pribram）等将猴子和小鼠的大脑额叶作不同部位的切除，结果发现额叶背侧面受损伤会引起注意力分散。海因德（Hynd）等应用磁共振成像检查发现，多动症儿童的额叶平面图异常。不少学者也认为多动症的活动过度、注意力不集中、挫折阈值降低、冲动、情绪不稳、工作有头无尾和缺乏计划性等表现很像额叶功能失调。神经生理学指出，一切感觉刺激和运动功能都在前额叶进行分析综合和调节，但前额叶发育较晚，这部分神经纤维髓鞘化过程较迟，直至青年期髓鞘化才能完成，从而许

多部位之间的联系才更为完善。这点也许可作为多动症儿童到青年期活动过度趋向减少的理由。

▲**大脑代谢**。大脑的正常功能必须由大脑的正常代谢来维持，一旦大脑代谢发生异常，就可能出现注意缺陷、冲动、多动、任性等症状。糖是供给大脑能量的主要营养素，如果糖代谢异常，可能引起多动症等。研究发现，多动症儿童大脑糖代谢明显低于正常对照组，而且与调节注意力有关的一些区域，糖代谢的降低尤为明显，这说明糖代谢的降低与多动症的发生有密切关系。

▲**大脑血流**。大脑的代谢十分旺盛，血流非常丰富，可以保证大脑每日需要的能量和氧的供给。一旦脑血流供应不足，就可能出现注意力分散、多动、冲动和其他神经精神症状。研究发现，多动症儿童的两侧额前叶、尾状核和基底神经节区的血流减少，而主要感觉区和感觉运动区的血流相对增加。这可能是多动症儿童主动注意不足而被动注意相对过强的症结所在。

▲**脑电活动**。脑电活动是大脑细胞的生物电活动，用特殊的仪器把这些脑电活动记录下来，即脑电图。当大脑发生病变时，脑电图也随之发生改变，出现波幅增高、频率变慢等异常脑电波。研究发现，多动症儿童的脑电图具有阵发性或弥散性 θ 波活动增加的特点。θ 波活动增多在睡眠时出现较多，提示多动症儿童有觉醒不足（即从睡眠中清醒过来不充分）的特点。有些学者进行脑电图功率谱分析，发现多动症儿童有慢波功率增加，α 波功率减小和平均频率下降，这一点也说明多动症儿童存在觉醒不足。觉醒不足属于大脑皮质抑制功能障碍，从而诱发皮质下中枢活动释放，表现出多动行为。精神振奋剂提高大脑皮质的兴奋性，消除觉醒不足现象，因此可治疗多动症。

▲**脑诱发电位**。脑诱发电位是人体受外界刺激后诱发的脑电活动。脑诱发电位可以分为早、中、晚3个成分，其中晚成分不稳定，容易受精神状态及外界因素的影响而改变。当注意力高度集中时，诱发电位可能会明显增高；注意力不集中时，电位可能降低。研究发现，在主动注意状态下，多动症儿童的

脑诱发电位比正常组明显降低，主动—被动注意时的脑诱发电位的变化也比正常儿童组小，说明多动症儿童的脑诱发电位有异常存在。

▲ **生物差异**。所有人的气质不可能完全一样，存在生物学上的差异。有人认为，一般人群中注意能力和行为控制能力也存在生物学上的正常差异。在正常人群中，大部分人的注意力是没有问题的，但只有一小部分人的注意力特别好，表现为学习成绩和工作能力特别优秀。另有一小部分人有注意缺陷，容易多动、冲动，表现为学习成绩和工作能力比较差。因此，有些专家认为，儿童多动症可能与个人的气质有关。

神经递质异常

人的大脑约由140亿个神经元组成，每个神经元有成千上万个突触。在神经元与神经元之间，通过突触相互联系，构成复杂的神经网络，传递信息。这种信息传递被称为突触传递。突触传递是通过释放一定的化学物质来进行的，这种化学物质被称为神经递质。目前，已知的神经递质有乙酰胆碱、单胺类、氨基酸类和神经肽类等数十种。神经递质的功能有的具有兴奋作用，如乙酰胆碱、谷氨酸等；有的具有抑制作用，如γ-氨基丁酸、甘氨酸等；有的具有双向作用，如去甲肾上腺素、5-羟色胺、多巴胺等，表现为对一部分神经元起兴奋作用，而对另一部分神经元起抑制作用。其中单胺类系统，包括去甲肾上腺素、多巴胺和5-羟色胺等与儿童多动症关系最为密切，研究也最多，但结论不完全一致。有些学者根据动物试验，推测脑内存在两种功能相拮抗的中枢神经递质系统，即去甲肾上腺素和5-羟色胺。5-羟色胺的活性低于去甲肾上腺素时，动物出现高度警觉和攻击行为；去甲肾上腺素活性低于5-羟色胺时，动物出现镇静。因此，有学者提出，单胺类神经递质的代谢紊乱可能是活动过度的起源。现列举一些研究结果如下。

动物试验表明，破坏小白鼠的多巴胺系统，造成多巴胺缺乏，动物出现活动过多的状态，如给予药物利他林以后，可以使动物活动减少。有人对活动过多的狗测定其脑内的多巴胺、去甲肾上腺素、芳香草酸（多巴胺代谢产物）和脑脊液内的芳香草酸的浓度，发现比正常的狗要低，服用苯丙胺以后，能改善其症状。

有人对73例伴有学习困难和冲动行为的多动症儿童进行全血5-羟色胺测定，发现98%的病例5-羟色胺浓度降低；有人发现81例多动症儿童中有1/3的病例，血中多巴胺β羟化酶偏低，使去甲肾上腺素的生成减少；有人检查了12例正常人和7例多动症儿童尿中去甲肾上腺素的代谢产物3-甲氧基-4-羟基苯乙二醇，发现多动症儿童比正常儿童要少。这些试验提示，多动症儿童有某种神经递质不足的现象，造成兴奋与抑制功能失调，无法控制自己的行为，而表现出一系列的多动症状。

有人研究发现，多动症儿童的血、脑脊液和尿中的多巴胺、去甲肾上腺素的代谢产物与正常儿童无明显差异；多巴胺β羟化酶、单胺氧化酶、儿茶酚-0-甲基转移酶也与正常儿童相似；多巴胺激动剂的药理学研究也没有发现有多巴胺的原发性缺陷。

有人测定了28例多动症儿童血浆中的异亮氨酸、苯丙氨酸、色氨酸、组氨酸、酪氨酸和亮氨酸等，血中含量明显低于正常值；有人对18例正常儿童和26例多动症儿童测定尿和血浆中的β苯乙胺、苯乙酸、苯丙氨酸和酪氨酸含量，发现多动症儿童尿中β苯乙胺和血浆中苯丙氨酸、酪氨酸明显降低。

总之，神经递质与多动症的关系还需要进一步研究。

大脑微细结构的改变

　　人的一切活动都受大脑的支配，如脑神经解剖微细结构上有改变，将影响人的精神和身体活动，出现注意力不集中、多动、冲动等症状，临床可见额叶受到损伤的病人表现出无意注意的增加和活动过多的症状。因此，有人推断多动症儿童的中枢神经系统可能在额叶部位有解剖上的微细结构的改变，尤其在额叶的前中部至前中央运动皮层区域。

　　随着科学技术的发展，这种脑的形态上的改变，有可能在活体上进行研究，并发现了一些异常现象。有人用磁共振成像技术检查多动症儿童的大脑，发现其右前脑的宽度比正常对照组小；而右额与左额相比，其形状正常，大小相似或略小；对有学习困难的一组检查，结果发现其前额与多动症组相似。有人研究还发现，多动症儿童脑的胼胝体的膝部、压部以及胼胝体的前部至压部在形态上比对照组小。胼胝体是连接左右大脑半球的神经纤维组织，大约由2亿条神经纤维组成，用以联络大脑两个半球的相应皮层区域，对人的行为调节起很重要的作用，尤其是连接双侧前运动区和前额区的神经纤维。上述形态上的一些改变，反映了右大脑半球在解剖结构上可能存在区域性的细小变化。

　　由于多动症儿童的表现程度不一，形式多样，推测病变范围不仅限于额叶，还可能波及其他神经核和网状结构等有关组织，如有人发现多动症儿童的颞叶体积减小，右侧壳核、尾状核和苍白球有损伤印记。但绝大多数活动过度或注意力不集中的病儿应用神经科检查方法查不到脑损伤的依据。有脑损伤或神经科疾病的儿童并无多动的特征，相反，他们更多见的是活动不足和持久的过分注意，因此将多动症归于轻微脑损伤或轻微脑功能失调是没有依据的。

大脑糖代谢的改变

糖、脂肪和蛋白质是人体必需的三大营养素，是提供人体生存不可缺少的能量来源，故又称产热营养素。人脑的新陈代谢特别旺盛，如果营养供给不足，可直接影响到脑的发育。产前或产后营养不良的小儿，可出现多动、好哭、表情冷漠、易激惹、注意力不集中等，对环境缺乏兴趣，不容易适应社会环境等。

脑的能量主要由糖来供给，糖的代谢状况在一定程度上反映脑的功能状况。多动症曾被认为是一种轻微脑功能失调，推测多动症儿童与正常儿童的大脑糖代谢可能存在差异。有轻微脑功能失调的病人，可能与糖代谢降低有关。

为了证实这一推测，美国精神健康研究院的学者做了有关研究。研究的对象是25例成人多动症患者，他们在小时候就患有多动症，现仍符合成人注意障碍的诊断标准，而无嗜酒、滥用药物、行为问题或其他精神障碍。50例健康成人作为对照组，两组的年龄、智商、社会经济文化程度基本相同，试验前无一例用过兴奋剂治疗。

研究方法采用现代先进技术——单光子发射层面摄影扫描（PET）。在进行听觉性注意力作业时，静脉注射18氟-脱氧葡萄糖-D，测定全大脑和各部位的葡萄糖代谢率，结果由电子计算机进行统计分析。

结果显示，多动症病人的大脑糖代谢低于正常对照组8.1%，有明显差异。研究还发现，病人组中60个特别区域中有30个区域糖代谢显著低于正常对照组，降低最多的在前运动皮层区和上前额皮层区。这两个区域是大脑皮层调节注意力和运动神经的主要区域。这些区域新陈代谢的降低，可能导致注意力不集中、多动、冲动、行为和精神障碍等。研究证实，多动症病人与正常成人的大脑糖代谢存在差异，尤其在大脑某些对管制注意、控制运动和反应等有重要作用的区域。但是否因此而导致多动症问题，还有待进一步研究。

大脑血流的改变

人脑的结构非常复杂，功能极为精巧，脑组织的代谢率高，每日需要大量的能量和氧的供给。在安静时，脑的耗氧量约占全身耗氧量的20%。由于脑组织的代谢率高，因此脑的血流量也十分丰富，安静时成人每分钟约750毫升，占心输出量的13%。此外，神经细胞对缺氧的敏感性极高，这就要求脑循环有充足的血流，以保证脑的代谢需要。在脑组织中，灰质与白质的血流量并不相同，以单位重量计算，灰质的血流量是白质血流量的3～4倍。如果脑血流量供应不足或有其他病变时，可以影响到脑的功能，便会出现各种神经精神症状。

随着科学技术的进步，目前已能对脑的各部位血流量状况进行正确的测定，从而研究脑血流的改变与某些神经精神症状之间的关系。有人采用这种方法，对多动症儿童的脑血流变化进行了研究，发现了一些很有意义的现象。研究方法具体是用同位素133Xe（氙）标记，采用一系列单光子发射层面摄影扫描技术来检查多动症儿童的脑血流，发现以下现象：

▲ 多动症儿童的额叶中央区和尾状核的血流灌注减少；

▲ 在注意障碍的儿童中，不论是有多动症或伴有其他神经精神症状的，其纹状体和脑室周围后部的血流灌注减少；

▲ 这些儿童脑的主要感觉区和感觉运动区（包括枕叶和主要听区）血流灌注相对增加。

以上这些发现，可能是导致儿童的被动注意的活动相对过强，而主动注意的能力相对不足的有力证据，也可能是发生多动症的机理之一。

更有意义的是，研究还发现应用精神振奋剂以后，大脑的血流发生了以下变化：

▲ 基底节和中央区的血流灌注增加；

▲ 皮层运动区的血流灌注减少。

这些改变可能使儿童注意力集中增强，过度活动减少，从而发挥出利他林的治疗作用。由此认为，儿童多动症的发生可能与儿童脑血流改变有很大关系。

多动症儿童的脑电活动

人的脑细胞无时无刻不处于活动状态。活动的过程不断有微弱的生物电发放，把这些微弱的脑电放大记录下来，这就是临床常用的脑电图。脑电活动是一种自发的、有节律的生物电活动，形成一定的频率和波幅。当大脑出现病变时，脑电图可发生变化，通过脑电图的变化可以辅助疾病的诊断。正常儿童脑电图根据频率的不同，可以分为4种波形或节律。

▲ α波（节律）：频率为每秒8～18次，波幅25微伏～75微伏。在枕部α波明显，闭眼时出现，睁眼时消失。

▲ β波：频率为每秒14～30次，波幅5微伏～30微伏，兴奋时可以增加，主要见于额叶部及中央区。

▲ θ波：频率为每秒4～7次，波幅20微伏～40微伏，为2～4岁小儿的主要波形，出现的部位比较弥散。

▲ δ波：频率为每秒0.5～3次，在小儿呈高波幅，可达75微伏。

正常脑电图因年龄而异，生后3个月，δ波开始减少，出现每秒3～5次的波；以后随年龄增大，频率逐渐增快，波幅逐渐增高，到1岁时出现有规则的高波幅的每秒5～8次的波；3～5岁时，δ波急剧减少，波幅开始降低，逐渐过渡到θ波，枕区可以出现α波。6岁时出现的α波频率偏低，每秒8～9次；以后逐渐增快，9～10岁出现与成人相同的α波，每秒10～12次。当大脑发生病变时，可出现波幅增高、频率变慢等异常脑电图。但脑电图的变化不能直接确定病变的性质，必须参考临床表现和其他检查资料，综合判断。

研究发现，多动症儿童约有50%出现脑电图异常，而正常儿童只有10%~15%出现脑电图异常。多动症儿童脑电图的异常率明显高于正常儿童。异常主要表现在慢波（δ波和θ波）的增加。不过，这种改变不是特异性的，可能说明脑的发育比较迟缓。

多动症儿童的脑诱发电位

脑诱发电位是人体受外界声、光、电等刺激后，在中枢神经系统的特定区域产生比较局限的与刺激有关的电位变化。脑诱发电位可以分为早、中、晚3个成分。其中早、中成分比较稳定，不易受精神状态和外界因素的干扰而变化。而晚成分不稳定，容易因精神状态和外界因素的变化而变化。当注意力高度集中时，其波形可有明显增高，而注意力不集中时，波幅可以降低。脑电活动的这种变化，反映了脑细胞本能活动的变化。正常儿童在注意力集中时和不集中时的脑诱发电位有明显差异。多动症儿童由于注意力集中困难，在两种注意状态时，脑诱发电位的变异率不大，明显小于正常儿童的脑诱发电位变异率。这说明多动症儿童诱发的脑电活动较低，也说明外界的刺激诱发的脑兴奋活动即主动注意的程度较差。在一个相同的刺激下，不同的人可以引起不同的脑诱发电位，尤其是诱发电位的晚成分。有人利用多动症儿童与正常儿童的脑诱发电位的差异，来观察多动症儿童的注意力，发现在主动注意状态下，多动症儿童脑诱发电位波幅比正常组明显降低，在主动—被动注意时，脑诱发电位的变异率也比正常组明显小，因此认为这与多动症儿童的注意力不集中、脑觉醒程度降低有关。

有研究观察了闪光视觉诱发电位晚成分的变化，发现：

▲ 多动症组儿童的计数失误率高，主动注意与被动注意的晚成分出现率

无差异，主动—被动注意状态间的N1-P2波幅差值小或呈负值，干扰状态下N1-P2波幅下降明显。说明多动症儿童主动注意、抗干扰能力及认知功能均比正常儿童差。

▲ 正常组儿童的计数正确率高，主动注意状态下晚成分出现率高，主动—被动注意状态间的N1-P2波幅差值大或呈正值，在有干扰状态下波形稳定，说明正常儿童主动注意、抗干扰能力及认知能力强。

▲ 多动症儿童服用利他林后，计数失误率减少，脑诱发电位图形向正常儿童方向变化，利他林起了正常化的作用，也可说明利他林的作用机理。

有人还利用一种"事件相关电位"（ERP）来观察多动症儿童的认知功能，发现也有明显异常。

影响儿童多动症的其他原因

引发儿童多动症的确切原因虽不完全清楚，但大多数学者认为多动症是由多因素引起的一种综合征。除了遗传因素、神经发育、脑损伤等原因外，还有一些因素影响儿童多动症的产生。

▲ 家庭环境。家庭环境对儿童是最有影响力的。优良的家庭环境可能会防止儿童多动症的发生，或使多动症状减轻、消失；不良的家庭环境可能引发儿童多动症，或使多动症状加重。据有关资料分析，多动症儿童父母的文化程度，大多数在初、中等水平，父母一方受过高等教育的子女患多动症者仅占7.6%（1994年资料）；来自重点小学儿童的患病率，也明显少于普通小学学生的，说明家庭环境对儿童多动症的发病起重要作用。

▲ 工业污染。人们常常提出这样的问题："科学在发展，时代在进步，为什么多动症反而多了呢？"这是因为随着工业的发展，空气和水的污染也随

之加重，如汽车的废气，大量的油漆、塑料制品、农药，以及许多化学品等，其中以铅的污染最为突出。有人调查过高铅污染区，不少儿童的血铅水平达到了亚中毒水平。研究认为，血铅增高与许多小学生在课堂中的不良行为（如注意分散、活动过多等）有关。国外研究发现，凡是血铅浓度大于1.93微摩/升的儿童，可发生精神功能紊乱，逐渐变得散漫，组织能力下降，上课注意力不集中，学习成绩不良。部分原因不明的多动症儿童，经青霉胺驱铅治疗后，症状可得到缓解，因而认为高铅可能是儿童多动症的诱发原因之一。

▲ **微量元素**。人体内有一些元素含量很少，但有重要的生理功能，称为微量元素，其中锌、铁最为重要。

锌是人体必需的微量元素之一，人体内100多种酶的组成都有锌的参与。锌对儿童的生长发育、营养吸收、伤口愈合、智力发展和行为等都有密切关系。动物试验证明，先天性锌缺乏可造成特别明显的大鼠神经系统畸形，并可引起攻击性行为。在中东地区出生的无脑儿较为多见，这可能与该地区锌缺乏有关。有人研究多动症儿童的锌含量发现，多动症儿童锌含量明显低于正常儿童，故认为缺锌可能是引起注意力不集中、多动、冲动等行为的原因。

铁是机体的重要元素，缺乏时可引起贫血，造成各脏器的供血不足，也会影响大脑的发育。铁缺乏对智力的影响已有较多的研究，缺铁性贫血儿童的智能水平比无贫血儿童低，经铁补充以后，智能恢复达正常水平。有研究发现，无贫血表现但有铁缺乏的婴儿，有学习和行为发育不良的现象。资料显示，铁缺乏可能与儿童多动症也有一定关系。

▲ **饮食**。许多食品必须进行加工才能保存。要把食物加工成色、香、味俱全的食品，需要加入调味品、香料、添加剂、防腐剂等。有人认为，儿童多动症与过多食用加工食品有关。食品添加剂中的着色剂是亚硝酸钠及硝酸钠，人工色素是胭脂红、柠檬黄、靛蓝等，加入的香料有醇类、酮类、醚类、芳香油等数百种之多，加入的甜味剂是阿斯巴甜。这些添加剂如果含量超过标准，或食用过量加工食品，对身体健康肯定不利，有可能影响儿童的发育。

第三章

多动症儿童的心理困扰

·

　　心理困扰是多动症儿童的难解之痛，核心是注意缺陷，多动只是注意缺陷的一个重要特征，其他尚有情绪多变、注意分散、自卑恐惧、意志薄弱、记忆困难、思维紊乱、感觉统合失调、对学习不感兴趣、焦虑不安等。这些心理状态久久困扰着孩子和家长，甚至使他们无法自拔，对智力正常而学习不好总是困惑不解。人们常常把多动症儿童形容为"聪明面孔笨肚肠"。

多动症儿童的注意缺陷

多动症儿童的主要心理困扰是注意缺陷，伴有或不伴有多动、冲动，同时还有其他心理困扰。

多动症儿童注意缺陷的特点是：无意注意占优势，注意不能高度集中，注意时间短暂，注意不稳定，注意范围狭窄，注意分配困难和容易分心。

▲ **无意注意占优势**。无意注意是一种无自觉目的，也不需要主观努力的注意。多动症儿童的有意注意比较弱，而对周围环境中的变化、出现的新刺激又容易引起反应。有的家长反映孩子在家里做作业时，常常不能专心做完，窗外的吵闹声、屋内的电视声及大人的谈话声都会吸引孩子的无意注意，影响作业的完成。孩子在上学途中，经常东看西望，看到新奇的玩具或遇到围观的人群，会停下来去看热闹；有时甚至忘了自己上学的任务，整天在街上无目的地游逛，不到学校去上课。多动症儿童的有意注意明显不足，注意的选择、保持和转移都存在不同程度的缺陷。

▲ **注意不能高度集中**。高度集中的注意是一种主动注意，是有一定意志努力的注意，是主观努力、有自觉目的的注意。学龄前儿童的活动还比较自由，可以凭自己的兴趣行事，但到了上学以后，学习是一件持久而艰难的劳动，不能单凭兴趣行事，有许多作业不论是否有兴趣，都必须完成。这就要求儿童把注意力集中到作业上去，集中到老师讲课中去。多动症儿童就是缺乏这种集中注意的能力，主要表现在：

◆ 上课不听老师讲课。多动症儿童在上课时，总是手足动个不停，眼睛东张西望，甚至影响课堂秩序。有的看似静坐着在听，但思想没有集中在老师的讲课内容上，而是在东想西想，根本没有听进去，甚至连老师的要求、布置的作业也没有注意，回到家里一问三不知。

◆ 写作业时小动作多。多动症儿童在家不能安心做作业，小动作不停，不是切橡皮，就是咬指甲。他们在父母的督促下，勉强做一些作业，父母一离开又不停做起小动作来，每次写作业要花很长时间，以致常常完不成作业。

◆ 不能按时完成作业。多动症儿童看起来手足灵活，动作敏捷，反应快速，上运动场是健将，可是要他安静下来做作业就拖拖拉拉，磨磨蹭蹭，东看看，西画画，久久不能完成作业。

◆ 不能集中注意学习。学习是学生的主要任务，学生必须把主要精力集中到学习上去。但是，多动症儿童的主动性和自觉性差，静不下心来，对学习根本不感兴趣，不能把学习当成自己的主要任务。有的甚至根本不愿意学习，还常常缺课或逃学。

▲ 注意时间短暂。为了达到某种预定目的，必须能保持一定时间的注意。例如，学生抄写一篇课文一般需要20分钟，这就要求他保持20分钟注意抄写的时间。多动症儿童往往坚持不了同样长的时间，抄上两三分钟就感到疲劳，或去做其他事了，这样可能花40分钟的时间还抄不完一篇课文。有试验证明，10～12岁的学生的注意在整个40分钟的上课时间内能保持连续工作的状态，而且不会特别疲劳。而多动症儿童无法保持这样长的注意时间，并且极易疲劳。

▲ 注意的不稳定性。注意的稳定性是指，把注意长时间地保持在某一对象或活动上。学生的注意应长时间保持在学习上。多动症儿童的注意稳定性很差，表现在学习成绩常常有很大的波动，有时可以考出好成绩，有时又考不及格；有时数学成绩好，语文成绩很差，也有语文成绩好，而数学成绩差。学习成绩的波动反映了多动症儿童的智力并不落后，而是由于注意力不稳定的缘故。

▲ 注意的范围狭窄。注意范围就是注意的广度，是指在同一时间内能清楚地掌握住注意对象的数量。多动症儿童的注意范围比较狭窄，掌握的数量明显少于一般儿童。例如在语文课上，当老师讲完一节课时，注意范围广的学

生不但能掌握课文的全部内容，还能理解其中的意义，甚至背诵全部课文。多动症儿童只能掌握课文的一小部分，对课文不能全部理解，也背不出课文的内容。

▲**不善于分配注意**。注意分配是指在同一时间内，把注意指向两种或多种活动对象上，这是为完成某项任务所不能缺少的。例如，司机开车时，手要掌握汽车的方向盘，脚要控制汽车的速度，眼要注视前方的障碍物，耳要注意听周围的声音。这就要求司机能很好地分配自己的注意，否则就可能出事。又如学生在做作业时，大脑要考虑问题，眼睛要看书本的内容，手要写出问题的答案，字要写在规定的大小范围内等。多动症儿童不善于分配自己的注意，抓不住对象的要点和重点，作业常常出错，书写得潦草不齐，不能按时完成作业。

▲**极容易分心**。多动症儿童的另一个特征是注意极易分散，注意分散就是分心，也就是不专心。多动症儿童上课时不专心听课是非常明显的，他们极易受课堂以外的无关刺激的影响而分心，甚至教材本身也可能引起儿童的其他兴趣而分心。有一次，老师向学生提问一个算术题，老师问："在红花上有3只蝴蝶，在白花上有2只蝴蝶，共有几只蝴蝶？"一个学生把注意分心到蝴蝶身上，就不由自主地说出声来："我在夏天捉过蝴蝶，捉到1只……"这时又有好几个学生争着说"我也捉过""我也捉过"……由于分心的影响，多动症儿童的作业常常出错或遗漏。

多动症儿童的感知缺陷

感知是指人的感觉和知觉。感觉是人们认识客观现实的起点，是通过视、听、触、味、嗅等感觉器官来实现的，其中视觉和听觉特别重要。知觉是人们在各种感觉的基础上，对客观事物在人脑中的整体反映。知觉的过程是：

先通过感受器官对刺激物产生感觉接受；接受的感觉再通过神经把信息传递到中枢，对信息进行加工分析；然后将加工分析的信息做出动作性反应或者加以储存。

多动症儿童的感知缺陷主要表现在，感知的速度比较缓慢，感知的范围比较狭窄，感知的分析能力较弱，感知的加工分析过程缺乏主动性和积极性。

▲视觉。视觉是感知外界事物最重要的感觉之一。没有视觉固然不能接受外界五彩缤纷的刺激，有了视觉如果不主动去看外界的事物，也会产生视而不见的现象。学生在上课的时候需要高度敏感的视觉来接受课的内容，有时看书本，有时看黑板。这就要求学生必须把视线从较近的书本转到较远的黑板上，又要从远处的黑板回到较近的书本上来。多动症儿童由于感知速度比较缓慢，容易出现"跟不上"的现象。而且，他们视觉的主动性和定向性较差，常常会把视线转移到别的无关紧要的刺激上去，分不清主次，东张西望，没有抓住该看的事物。因此，他们捕捉到的信息十分模糊，或者根本没有捕捉到。有的儿童可能由于生理上的缺陷，如有弱视、近视、远视、散光或色盲等，使视敏度下降，造成所视对象模糊不清，也会导致感觉接受困难。

▲听觉。一般来说，多动症儿童在听力上不存在异常，但他们对声音的分辨和接受能力较差，视听不够协调。如听了老师的讲课就来不及看黑板上写的内容，或看了书本就听不清老师的讲课，常常有"听而不闻"的现象。他们特别对较复杂的、需要分析的内容，缺乏迅速加工分析的能力，常出现"听不懂"的现象。而无关的事物，如教室外的鸟叫声、汽车的喇叭声或小贩的叫卖声等，又很容易引起他们的无意注意。听觉被无关刺激所吸引，产生分心现象。结果一节课下来，他们根本不知道老师讲的是什么，有时甚至老师布置的作业、提出的要求都没有听进去，回到家里自然不知道该复习哪些内容。

▲时间知觉。从学龄儿童开始，时间观念的要求开始严格起来，学生要按时到校、按时上课、按时下课、按时写作业等。这些都要求学生有严格的时间观念。多动症儿童往往缺乏严格的时间观念，不会正确掌握好时间，上学时

可以在街上游玩，以致上学迟到；一节课未完，已坐得很不耐烦或做起小动作来，有的甚至冲出教室到外面去玩；做作业的时间到了，还在看电视或打游戏机等。他们起床、吃饭、洗澡、做作业都要家长督促和帮助，缺乏主动掌握和支配时间的能力。在完成规定作业或任务时，多动症儿童要比正常儿童花更多的时间。

▲ **空间知觉**。每一物体在空间都有一定的大小、形状和位置。要感知每一事物，必须依靠空间知觉。学龄儿童的空间知觉比学龄前有了较大发展，对一般物体的大小、形状和位置已能很好辨认。多动症儿童的空间知觉存在一定缺陷，表现在看一幅图画时常常只见到大体，看不到细节；在阅读或抄写时容易发生错抄或漏抄现象；对方位的相对性容易搞错，上下、左右分不清，例如容易把9看成6，把b看成d等。

多动症儿童的记忆困难

记忆包括识记、保持、再认和回忆这几个基本环节。根据记忆保持时间的长短，可分为瞬时记忆、短时记忆和长时记忆。学前儿童的识记是以无意识记忆和机械记忆为主。学龄儿童的有意识记忆和无意识记忆有很大发展。

多动症儿童的记忆特征是：识记过程的速度较缓慢；记忆保持的时间较短暂，容易遗忘；记忆的再认不准确、不稳定；对识记材料的选择、加工和分类能力较弱。

▲ **识记过程的速度较缓慢**。记忆的基础是注意，只有注意了的东西才能使人感觉到，并进入短时记忆。如果把注意持续下去，反复多次短时记忆之后，就可能进入长时记忆。多动症儿童由于注意力不集中，在上课时不专心听讲，对新知识的接受速度就比较缓慢，有的内容要反复多次以后才能掌握，

因此他们背熟一篇课文所花时间要比一般儿童多。由于多动症儿童接受速度比较缓慢，记忆的范围比较狭窄，识记的广度比较小，他们对上课内容无法全部记住。

▲**记忆保持的时间较短暂，容易遗忘。**记忆的保持是人脑的重要功能之一。有了记忆的保持，人类才能积累经验，适应环境和学习知识。如果学了就忘，就无法把知识积累起来。多动症儿童对所要记忆的材料有时也记得很快，看上几遍或听过几次就能记住，但保持时间不长，印象不深，容易遗忘。他们对老师所讲的内容、布置的作业、学习的要求等不能保持记忆。他们上课时好像都听懂了，但回到家里就忘了；或者记住得很少，写作业就发生困难。久而久之，他们对老师讲课的内容可能听不懂，不理解，成绩日益下降。

▲**记忆的再认不准确、不稳定。**多动症儿童能够集中注意时，对学习的材料也能记住大部分，与正常儿童并无区别。但注意力不集中时，他们对学习的内容就会记得不全面、不正确，表现在记忆的再认方面不够准确。如要求背诵课文时，他们常常背不完全，或错漏百出，或前后颠倒。有时表现出记忆的内容突然遗忘。例如，平时能够回答的问题，到了老师提问时就可能答不出来；平时能够应用的定理或公式，到了考试时就不知道如何应用，往往计算错误或计算不出来。这些特征说明多动症儿童的记忆不牢固、不稳定。

▲**对识记材料的选择、加工和分类能力较弱。**对外界的各种刺激人们不可能也不需要把所有的一切都识记到脑中去，必须有选择地把所需要的内容记住，并进行加工、分类，储存到人脑的记忆库里。多动症儿童对识记材料的选择、加工和分类能力比较弱，他们对形象的、直观的、机械的对象的记忆能力还比较好，但对抽象的、间接的和意义的对象的记忆能力明显不足。例如，他们对数学的一般运算困难较少，但面对应用题或要运用较多定理的计算题时，往往表现出较大困难，不能理解题意或运算错误；又如他们对课文的朗读和背诵还比较好，但用自己的语言把课文大意复述出来，就可能抓不住重点，讲不出重要的内容来。

多动症儿童的思维和想象发展缓慢

思维是人脑对客观现实间接的、概括的反映。思维是在感知材料的基础上产生和进行的，所以思维的源泉仍然是客观现实。整个思维过程就是人脑对感知的材料进行综合、分析、抽象、概括的过程。

想象是一种特殊形式的思维活动，是改造记忆中的表象和创造新形象的过程。多动症儿童的思维过程缺乏连贯性和稳定性，抽象思维的发展较缓慢，概括和概念水平较低，无意想象占优势，想象缺乏创造性。

▲ **思维过程缺乏连贯性和稳定性。**思维的不连贯性和不稳定性是多动症儿童的重要特征。这些儿童的注意力很不稳定，时而集中，时而分散，使他们无法较长时间地去集中思考某一问题，因而就产生了思维的分散性和不稳定性。他们在课外能演算的习题，在课堂上可能计算不出来，也想不起该用什么公式进行演算；在写家庭作业时能较好回答的问题，在课堂老师提问时却离开了答题的思路而讲一些与题无关的话。这种特征可能是多动症儿童学习成绩产生波动的原因。

▲ **抽象思维发展较缓慢。**抽象思维是较高水平的思维活动，是在具体形象思维的基础上发展起来的。多动症儿童由于感知材料的数量、准确性、深刻性都受到影响，思维活动较长时间停留在具体形象思维水平，抽象思维发展的速度比较缓慢。例如，他们写日记常常偏重于记事式、记账式、直叙式，很少加入自己的分析、推论或概括；又如，数学公式直接运算还无困难，但不能进行应用题的逻辑推理运算。抽象思维发展缓慢，就会严重影响思维的准确性和灵活性，这可能是多动症儿童产生学习困难的重要因素。

▲ **概括和概念水平较低。**概括是人脑把想象出来的事物间共同的、本质的属性综合起来的过程，在概括的基础上形成概念。例如，人们把在野外生活的老虎、狮子、狼等概括为野兽，老师把野兽共同的、本质的特征教给学生，

学生就有了"野兽"这个概念。由于多动症儿童的抽象思维发展较慢，影响了概括和概念的形成，因此他们的概括和概念的水平较低。例如，对"三角形"这一概念，仅停留在"由三条边和三个角所构成的图形"的概念水平，对更高水平的概念，如等边三角形、直角三角形、等腰三角形等就不能很好掌握了，至于更高水平的边角关系、三角函数等概念就更难掌握。概括和概念水平不高可能是多动症儿童学习不能深入的重要原因。

▲ **无意想象占优势**。无意想象是一种没有预定目的的、不自觉的想象。多动症儿童也会有各种各样的想象，但想象大多是无意的、无目的的乱想，经常多变，没有定向，如今日想当科学家，明日又想当画家。而且，其想象多具有复制和模仿的性质，缺乏创造性。例如，要求多动症儿童画一幅想象画时，他可能只会简单地画上一个人、一座房子或一棵树，所画的事物常常是不完整的，而且大小比例、情景也表现得不正确，不符合现实，缺乏合理的布局和细节。

▲ **想象缺乏创造性**。创造想象是根据目的任务独立地在头脑中创造新形象的过程。多动症儿童的想象以直观性和具体性为特点，缺乏创造性，缺乏深入细致探索的能力。例如，一篇作文需要有比较好的创造性想象力，多动症儿童缺乏创造想象，因此他们在写作方面感到困难较大，写出的文章多为平铺直叙或记账式，很少有推理、分析或评论等。

多动症儿童的情感和情绪不稳定

情感和情绪是人对客观事物是否符合人的需要而产生的体验，情感和情绪具有稳定性、倾向性等特征。多动症儿童的情感和情绪具有不稳定性、冲动性和幼稚性等特征。他们的高级情感薄弱，意志不坚强，容易产生异常情感和情绪。

▲ **情感和情绪不稳定。** 多动症儿童的情感和情绪很不稳定，容易波动，具有冲动性和易变性的特征。他们常常因为一点儿小事大发脾气，控制、调节自己情感的能力较弱，容易激惹；行为带有冲动性，易与小朋友争吵、打架、惹是生非；稍遇挫折就垂头丧气，闷闷不乐；在家里一不高兴就大吵大闹；稍有开心的事就高兴不止，忘乎所以，经常有转喜为怒或破涕为笑的现象。多动症儿童既经不起批评，也受不起表扬，情绪忽高忽低，很不稳定。

▲ **情感和情绪幼稚。** 多动症儿童的情感在许多方面仍像幼儿，有了一点儿成功很容易满意和高兴，为了一点儿小事可以十分伤心或哭泣。他们仍然爱好玩游戏，不善于支配时间，不能自觉完成作业。如不加督促，他们可以整天在外面玩而不回家。喜欢和比自己年龄小的伙伴一起玩，或玩形象生动的玩具、变化多样的游戏机，不喜欢静坐或做需要动脑的作业，也不愿意认真端正地写字。考试成绩不好，他们往往不以为然，既不着急，也不害羞。多动症儿童的种种情感表现都显得不够成熟。

▲ **高级情感薄弱。** 道德、理智、美感是人的高级情感，反映一个人的个性品质，是高级神经活动健全的表现。多动症儿童在这方面比较薄弱。例如，在爱集体、守纪律方面，由于多动症儿童缺乏自我控制能力，他们对集体的规定不能很好遵守；上课时小动作多或大声喧哗，不遵守课堂纪律；做游戏时不遵守游戏规则，缺乏耐心；在集体劳动时，不肯好好劳动，办事有头无尾；对集体、家庭或个人的物品不知爱惜，乱扔乱丢，甚至破坏；个别多动症儿童还有说谎、欺骗或偷窃行为。他们常常衣着脏乱，经常玩得满头大汗，弄脏手脚，扯破衣裤，踢烂鞋袜，对自身的清洁卫生不肯管理，也不会管理。这些都是由于多动症儿童的高级情感薄弱、没有发展的结果。

▲ **情感的效能作用不强。** 一般来说，人受到表扬以后会有满足感、荣誉感，可以把事情办得更好；受到批评以后，会有不愉快感、害羞感，会去改正缺点不致重犯，这就是情感的效能作用。多动症儿童这种情感的效能作用不

强，即使用各种奖励办法（物质的或精神的）去激发其学习热情，鼓励他好好学习，往往作用也不大，不能持久保持已有的成果。如他们有时专心听课，受到老师、同学的表扬，但有时又不专心听课，甚至扰乱课堂秩序。老师、家长和同学的批评、指责常常不起作用，甚至打骂也无济于事。他们有时虽然能暂时改正一阵子，但不久又全忘了。这些都表明多动症儿童的情感效能作用较差。因此，家长对多动症儿童要更耐心、细致地做好思想工作，要多关心、多帮助他们，尽量提高其情感的效能作用。

▲ **意志脆弱**。意志是自觉地确定目的并支配调节自己的行为，克服各种困难，实现预定目的的心理过程。多动症儿童的核心问题是自我控制能力不足，主要缺陷是：

◆ 缺乏行动的动机和目的。他们不善于独立地、自觉地提出行动的动机和目的，整天看似忙忙碌碌，动个不停，但行动缺乏计划、缺乏方向、缺乏要求，尤其对学习任务不能自觉支配时间、设定计划，有时在老师和家长的督促下也难以完成学习任务。

◆ 缺乏远大的理想和追求。他们对学习缺乏远大理想和追求，没有明确目标，问他为什么要学习，往往回答说"爸爸妈妈要我学习""学习不好，爸爸妈妈要骂我、打我""学习是为了学会写字、看书、做算术"等。

◆ 缺乏克服困难的毅力。他们在学习上遇到困难时不能坚持克服，缺乏毅力和决心，没有责任感，学习好与不好似乎与自己无关。在困难面前，他们往往表现得懦弱、胆怯、无能为力，没有勇气去面对现实，常常采取回避态度。

◆ 缺乏坚持性。多动症儿童学习不专心，缺乏长时间坚持学习的习惯，特别是遇到难题时就停下来，把注意分散到别的事情上去。他们容易受外界刺激而离开主要任务，如功课还没有完成，听到电视声音就想看电视。

◆ 缺乏认真思考。他们在行动之前缺乏认真的思考，动作带有冲动性，决定行动和执行行动之间的时间很短，缺乏深思熟虑的准备。如课堂回答问题时，常常脱口而出，文不对题，发生错误。

多动症儿童的异常情感和情绪

情感是人在认识和改造客观现实的过程中对事物产生的内心体验，通常把情绪也包括在内。情感和情绪异常是指产生的内心体验与一般人的体验不同，或不该产生的异常现象。多动症儿童常见的情感有：

▲ **焦虑**。这是一种内心的紧张，预感到自己可能将遭到不幸的心情。程度严重时，会产生恐惧或惊恐。多动症儿童上课时不集中注意听课，对老师讲课的内容听不懂，作业做不完，考试不及格，成绩上不去，常常受到父母的训斥或打骂，内心十分紧张和焦虑不安。这种现象在女孩中更为常见。他们把学习当成一个沉重的负担，整天提心吊胆地过日子，害怕同学讥笑，害怕老师批评，害怕父母惩罚。他们又无法自己克服困难，整天愁眉苦脸，焦急不安，无法安宁。他们常常有重复且刻板的动作，或双眼呆视，表现出紧张而无奈的神情。

▲ **自卑**。大多数多动症儿童学习成绩处于低下水平，他们还经常在班上胡闹，影响别人，使人感到厌烦，被人看不起，常挨老师批评或训斥。他们在家也不受父母喜欢，经常挨骂遭打，受尽皮肉之苦和精神折磨。久而久之，他们自己感到处处不如别人，产生悲观失望情绪和自卑心理。在老师、同学的讥笑、讨厌和冷落下，在父母的怨恨、遗弃和虐待下，一些多动症儿童感到灰心丧气、没有前途、闷闷不乐，觉得做人没有意思，可能发生逃学、出走的不良行为，甚至产生厌世、轻生的念头或行为。

▲ **易激惹**。激惹是指各种轻重不等的发怒倾向，也称发脾气。多动症儿童的一个严重缺陷是不能控制自己的情感。他们对学习不感兴趣，写作业不自觉，能拖则拖，家长紧逼时就发脾气；或者整天玩乐，不想读书，只想打游戏或看电视，家长干预时就发怒。有的家长经常打骂孩子，使孩子产生逆反心理、对抗情绪，容易激怒。强烈而短促的情感爆发，可能会使多动症儿童失去理智，发生破坏物品、伤害他人或自伤等激烈情绪和行为。易激惹的男孩比女

孩多见，多发生于家长自身性情暴躁的家庭，家长对孩子的教育简单粗暴，动辄棍棒抽打，极易激怒儿童，使孩子怀恨在心；也易发生于对孩子过分溺爱、百依百顺、放任自流的家庭，孩子稍有不称心就会乱发脾气；有的家庭生活优裕，孩子过着饭来张口、衣来伸手的生活，不爱劳动，电视机、手机、电脑应有尽有，分散儿童的学习精力，家长一旦要加以限制，孩子就会不高兴，发脾气。这些孩子在与小伙伴相处或游玩时，往往不按规则办事，伙伴关系不协调，容易引起激惹、争执或打斗。

▲ **对抗情绪**。多动症儿童的家长有两种对待孩子有害的态度，一种是过分冷酷严厉，孩子稍不听话或成绩不好，就拳打脚踢，棍棒交加，甚至打得皮破骨断。儿童由于不堪虐待，产生逆反心理，怀恨在心，离家出走或进行报复。另一种是过分溺爱，百依百顺，养成孩子唯我独尊的个性，一旦受到批评或不如意，孩子就吵闹不休，产生对抗情绪。有的多动症儿童在学校里由于受人冷落，被人看不起，不愿与同学、老师接近，也不参加集体活动，甚至用说谎、逃学的办法来对抗不利的处境，还可能发生偷窃、斗殴现象，甚至走上犯罪的道路。

多动症儿童缺乏学习兴趣

兴趣是在认识活动中积极探究某种事物或从事某种活动的倾向，是个性的心理特征之一，是在人们自觉的、积极的活动过程中形成的。人的兴趣各不相同，这是形成人与人之间差异的一个方面。兴趣可分为短暂兴趣和稳定兴趣。短暂兴趣是在生物性需要的基础上产生的，常常由于事物的新异性引起，失去新异性后兴趣也就消失。例如，儿童对新玩具感兴趣，玩几次以后就再也不想玩了。稳定兴趣是在社会性需要的基础上产生的，例如对学习、劳动、科技的兴趣等。

兴趣与注意有密切联系。人们对有兴趣的事物能引起无意注意，这是指对事物本身的兴趣，为直接兴趣。对事物或活动的目的、任务、结果感到需要而产生的兴趣，为间接兴趣，间接兴趣是维持有意注意的动力。例如，有的人对学习外语本身并不感兴趣（无直接兴趣），但对学好外语可以阅读外语资料很感兴趣（间接兴趣），因而能长期坚持学习。

多动症儿童的主要问题是无意注意占优势，有意注意相对不足。他们大多数的智力都不落后，对多变、活动、新异的对象容易引起兴趣（直接兴趣），例如打游戏、看电视很易引起兴趣，并且掌握很快，但对学习缺乏自觉性和积极性。他们对学习的目的和需要还不认识，引不起学习兴趣。

▲ **直接兴趣占优势。** 多动症儿童的直接兴趣占主导地位，他们不能很好地支配娱乐、休息和学习时间，往往把很多精力和时间花在直接感兴趣的事物上，如整天在外面游玩，打游戏不停或长时间看电视等，而对要动脑筋的活动，如上课、做作业就无精打采，提不起兴趣。

▲ **不了解学习意义。** 多动症儿童对学习的意义和目的认识不够，认识不到学习的重要性，把学习看成一种负担、苦差事，缺乏自觉、主动积极的学习态度，不知道学习是为了什么，缺乏对学习的间接兴趣。

▲ **有意注意缺陷。** 多动症儿童的有意注意相对不足，他们上课不能专心听老师讲课，思想不集中，容易分心；下课不能集中注意力学习，不及时复习功课，学习困难不断增加，学习成绩不断下降，逐渐对学习失去兴趣。

▲ **学习困难加大。** 多动症儿童初入学时，因有新鲜感，课程内容也比较容易，还有较大兴趣进行学习。但随着学习程度的提高，内容的加深，学习困难加大，他们的注意缺陷就显露出来，成绩上不去，还经常受批评，学习兴趣逐渐消失，甚至产生厌学情绪。

▲ **家庭环境的影响。** 家长和老师不能正确对待多动症儿童，也是造成儿童学习不感兴趣的原因之一。家长对儿童要求太严、太高，不但要求他们考试

成绩好，还要求在班上前几名，否则就要受罚，造成孩子害怕上学、不想上学的心理。有的家长对孩子不管不抓，放任自流，孩子得不到帮助和辅导，学习困难重重，使孩子对学习毫无兴趣。有的老师对多动症的学生十分讨厌，想一推了之，不帮助他们解决学习困难，使学生失去学习信心和兴趣。

多动症儿童家长的心理困扰

多动症儿童比一般儿童不听话，不服管，难教养，好惹事，上课不专心，学习成绩差。老师常常向家长告状，或把家长叫到学校加以训斥，弄得家长心情不愉快，怨恨孩子不争气，不学好。对多动症儿童产生的种种问题，家长必然会产生各种心理困扰，表现出各种不同的态度，如困惑、责怪、担心、焦虑、虐待等。

▲ 困惑。一般来说，多动症儿童智力水平并不低，某些方面还有些小聪明，但就是喜欢多动，缺乏学习的主动性和自觉性，导致成绩不好。许多家长对此困惑不解，十分苦恼，不知道孩子是故意调皮，还是得了什么病，只好到处求医，但往往也得不到一致的回答。家长往往对治疗也产生疑惑，用药能治好吗？药对大脑有影响吗？要治疗多久？对这一连串的问题和困惑，家长急切希望能够得到解答。

▲ 责怪。有的多动症儿童的父母总是责怪学校，责怪老师，说学校这也不对，那也不是，指责老师对儿童不关心、不管教、不帮助，责怪孩子的问题是学校造成的。有的父母相互指责，说孩子是被宠坏的，指责对方不管教孩子，只管自己的工作或玩乐，闹得家庭夫妻不和或婆媳不和。更多的是家长责怪孩子不争气、不学好，责骂孩子的行为是故意的，是偷懒，只知道玩等，闹得全家上下不得安宁。

▲**担心**。对多动症儿童的种种不良表现和学习成绩低劣，家长内心十分担忧，担心孩子考试不及格要留级，担心书读不好考不上大学，担心不好好学习以后没有前途，担心孩子到外面去闯祸，担心老师、同学来告状等。总之，家长整天为孩子的事提心吊胆。

▲**失望**。儿童是祖国的花朵，未来的希望。孩子出生后自然也是家里的花朵、父母的希望，使家庭充满着快乐。在父母精心抚养下，孩子聪明伶俐，身体健壮。好不容易盼到上小学了，可是孩子不肯静心听讲，注意力不集中，还像在幼儿园一样顽皮多动。最使家长烦心的是，孩子的学习上不去，成绩不稳定，而且逐年下降，使父母大伤脑筋。有的孩子经常缺课，成了"逃学生"。虽然家长采取软硬兼施的办法，却也没有多大效果。这时父母的期望破灭了，不再奢望孩子将来成为什么家、什么师、什么长了。灰心失望是多动症儿童的家长比较普遍的心理困扰。

▲**焦虑**。由于多动症儿童的种种问题，家长找不到解决的办法，或者采取的一些措施如请家庭教师补课等也没有明显效果，家长感到问题严重，便产生焦虑情绪，灰心丧气，对孩子失去信心，不知如何是好。家长整天为孩子的事着急，甚至影响到自己的生活、工作和睡眠等。

▲**虐待**。对多动症儿童施以虐待是十分危险的。多动症儿童的家长总认为孩子的行为是故意的，是任性、偷懒、不学好，有意要与家长和老师作对，于是家长常常采用简单粗暴的办法，对孩子进行怒骂、体罚、关禁闭、捆打等肉体和精神上的虐待。棍棒教育往往起不到好的作用，反而造成不良的后果，使孩子产生逆反心理和对抗情绪。

▲**愧疚**。经过一段时间以后，多动症儿童的父母逐渐认识到多动症是一种病症的表现，并不是儿童的一种故意行为时，他们开始领悟到自己的误解，认识到用打骂来对待孩子是一个严重的错误，内心感到十分后悔、愧疚。于是改变了对孩子的谴责和虐待的态度，重新认识孩子的问题。有时，家长也会感到焦虑和愤怒，或去责怪别人，但更多的是到处求医，寻求解决办法。

第四章

儿童多动症的表现形式

·

儿童多动症的表现形式多种多样，有轻有重，个体之间差别很大。其中注意力不集中、动作过多、情绪不稳、行为异常和学习成绩下降是多动症的五大表现。每个多动症儿童不一定五个方面的表现全都有，有的仅有注意障碍而无多动，有人称其为无多动的多动症。多动症的发生时间很难确定，有的可能从婴儿时期就已经开始，往往不容易确定，到了学龄期，常常因为学习成绩下降，出现学习困难，使孩子和家长抬不起头来，才引起全家上下的广泛焦虑和关注。

儿童多动症的主要表现

儿童多动症的病情，因病因、性别、年龄、个性、环境及教育等各种因素的影响而有轻有重，表现形式多种多样，而孩子的智能往往是正常的。但多动症儿童的表现有许多共同的特点，一般有五大方面。

▲ **注意缺陷**。多动症儿童主要表现在主动注意方面存在明显缺陷，被动注意方面相对比较强。他们对需要主观努力、有目的的注意有困难，注意时间短暂，容易受外界的干扰而分心。病情比较轻的多动症儿童对感兴趣的故事或喜欢的游戏，还能保持一段时间的注意力；病情比较严重的多动症儿童，对许多事物都不感兴趣，不能集中注意力，不能有始有终地去完成一件事情。他们上课不能集中思想听老师讲课，小动作多，东张西望，忙个不停；有的孩子虽然没有多动的表现，呆呆地坐在座位上，似乎在听老师讲课，其实开小差，胡思乱想，根本没有听老师讲课，也没有把讲课的内容记在脑子里。

▲ **动作过多**。多动症儿童的动作明显比一般正常儿童的动作多，他们的活动往往是盲目的，没有一定的目的性，而且不能进行自我控制。他们常常手脚不停，不能静坐片刻，上课时小动作特别多，咬指甲，切橡皮，东摸摸，西敲敲；有的话特别多，喜欢插嘴，惹人；有的在课堂上随便走动，不遵守课堂纪律。下课时，他们通常喜欢乱跑、乱跳，东奔西跑，不知休息，爬高跳下，不知危险。他们常常与同学吵吵闹闹，推推打打，容易造成意外伤害。他们也不遵守学校纪律，不爱惜公共物品，教室的门窗、桌椅时常被他们损坏。

▲ **冲动任性**。多动症儿童对自己的行为控制能力比较差。他们容易冲动、激动，遇事不冷静、不耐心，脾气暴躁，常常发怒、骂人甚至打人。他们个性放纵，不能耐心听别人解释，对自己的行为没有约束力，随心所欲，想干什么就干什么，不怕危险，不计后果。他们办事拖拉，有始无终，或马虎了

事。他们的行为幼稚，不明是非，喜欢与比自己幼小的儿童玩耍，常常欺侮比自己弱的孩子。多动症表现严重的孩子喜欢说谎，夜不归宿，离家出走，流浪街头，甚至被坏人利用，走上犯罪的道路。

▲ **情绪不稳**。多动症儿童的情绪不稳定，容易波动，喜怒无常。不高兴时就情绪低落，沉默寡言，或大发脾气，哭闹不休；高兴时就眉开眼笑，侃侃而谈，或破涕为笑，大吹大擂。他们在情感方面缺乏荣誉感，对家长和老师的表扬或批评不以为然，我行我素。情绪激动时就大吼大叫，发脾气，乱摔东西；情绪消沉时，闷闷不乐，精神不振。他们往往不思学习，反应缓慢，动作拖拉，经常不做作业。如果家长、老师要求过严或放任不管，容易使多动症儿童产生自卑、自暴自弃和逆反心理。

▲ **学习困难**。多动症儿童尽管智力正常，但仍有学习困难或成绩逐渐下降的现象，这常常使许多家长和老师困惑不解。有的孩子进幼儿园时，就表现出不能安静学习，不听老师讲课，在教室里走来走去，影响别的孩子学习。这样的孩子一上小学，就会产生学习困难。多数孩子在进小学时，因学习内容比较少，难度也比较低，学习还没有什么困难，有的孩子成绩也比较好。但随着学习内容的增加、程度加深，多动症儿童就会跟不上学习进度，开始时学习成绩上下波动，时好时坏，以后成绩逐步下降。到了三、四年级以后，学习困难更加明显，甚至出现不及格，达到不能继续学习的地步。多动症儿童常常因此导致厌学、逃学或退学、失学。

多动症儿童注意障碍的特点

从心理学的观点看，人的注意可以分为两种，一种是主动注意，或称有意注意，就是要按自己的目的和任务把注意力集中到一定的事物上去。主动注意需要有一定的毅力和意志把注意力稳定在一定的事物上，多动症儿童在主动注意方面存在明显缺陷。另一种是被动注意，又称无意注意，就是无目的、不需要经过很大的努力的注意，往往由事物本身的特点而把注意力吸引过去，多动症儿童的被动注意不存在缺陷。所以，多动症儿童的注意障碍主要是主动注意的功能减弱，而被动注意的功能不减弱或相对亢进。

6岁儿童神经系统自我控制能力的发育大约80%都已成熟，在课堂上可以自我控制静坐，注意听讲至少20分钟。多动症儿童在课堂上难以约束和控制自己的注意力，不能集中思想听老师讲课，思想很容易开小差，一节课只能听5～10分钟或更短。他们对讲课内容根本没有听进去，也不知道复习的内容，一问三不知；回家后也不能集中注意力做家庭作业，书本、文具摊满一桌，东画画，西看看，根本不认真去做，导致做作业拖拖拉拉，几小时都不能完成。他们的注意力容易受环境的干扰而分心，周围的事物很容易引起他们的兴趣和注意，家中的动静，窗外的声音，墙上的小虫，飞来的苍蝇……都能把他们的注意力吸引过去。因此，即使老师只布置一点点作业，并且在家长的陪同和督促下，他们仍需要花较多时间才能完成，而且作业马虎潦草，错误百出，常常受到老师批评。他们在考试时也不能集中注意力答卷，常常把试题看错或看漏，答题时心不在焉，考试时间一到，就草草完成、交卷了事，有的甚至交白卷。

多动症儿童在生活上注意缺陷的表现是对每件事情都虎头蛇尾，有始无终，不能专心致志地完成一件手工，不能认认真真画成一张图画，不能整整齐齐地整理一次书包。文具、课本、玩具、衣服等日常用品到处乱放乱丢，而且常常遗失或损坏。

由于多动症儿童的被动注意比较亢进，他们对多种活动的刺激会同时发生反应，尤其对新奇的电影、电视、电脑游戏会产生极大的兴趣。这些新奇的事物很容易把他们的注意力吸引过去，他们乐于去看、去听、去玩，久久不肯离去，甚至达到深深迷恋、不能自拔的程度。有人误以为能集中注意看电视、玩电子游戏的孩子没有多动症，有人还错误地用这种方法去训练孩子的注意力，其实这正是一般多动症儿童注意障碍的特点，即自我控制能力薄弱，主动注意能力不足，被动注意能力亢进的表现。儿童多动症严重时，不论是主动注意还是被动注意，都会发生困难，这时他们对任何事物都不能集中注意力。

在临床上判断孩子有无注意力集中困难的标准，应在以下五条中至少具备三条：

▲ 不能有始有终地完成一件事情，做事往往有头无尾。

▲ 老师讲课时似乎在听，但实际上不是认真听讲，而是思想开小差，根本没有听进去。

▲ 周围有点儿动静注意力就容易分散，随境转移，爱管闲事。

▲ 不能长时间集中注意力去完成学校的功课或其他工作。

▲ 不能全神贯注、从始至终地做一个游戏。

多动症儿童动作过多的特点

多动症儿童由于自我控制能力薄弱，注意不能集中，容易随境转移而导致动作过多。多动症儿童的过多活动具有以下特点。

▲ **学龄期前就有表现**。多动症的一些症状常常在儿童的学龄期前，甚至在新生儿、婴儿或幼儿时期就有所表现。儿童在摇篮里或婴儿车中常常手足乱动，一刻不停，多吵好哭，少有睡眠，难以养成有规律的饮食、睡眠、排便等生活习惯，被大人抱在怀里时也是扭个不停，东张西望，不肯安宁。会走路后活动明显增加，兴奋少眠，走路跌跌撞撞，乱蹦乱跳或在地上爬滚，片刻不停，衣裤肮脏不堪，时时可能发生外伤。进幼儿园后，老师经常反映孩子活动

过多，不肯静坐，到处乱跑，不守纪律，动作凌乱，破坏玩具，撕破书本、画册，不听老师的讲课和教唱；在老师的强制下可以稍坐片刻，但还要不停地扭动身体；吃饭时也不安静，边吃边玩，饭菜撒满地；很难与其他小朋友平安相处。

▲动作杂乱，缺乏目的。正常儿童的行为动作常常带有目的性、连贯性，先后有序，有始有终。多动症儿童虽然动作过多，但常常是杂乱无章，缺乏目的性，并不停地变换花样。他们在课堂上小动作特别多，一会儿用铅笔在书本上乱涂乱画，一会儿用小刀在课桌上乱刻乱雕，一会儿玩文具，一会儿咬指甲，或者摆弄前面女同学的辫梢，扯女同学的衣角。下课时就冲出课堂，乱奔乱跑，与同学打打闹闹，弄得满头大汗，不知疲乏。回家路上也是东逛西逛，磕磕碰碰，不是打伤别人就是被人打伤。在家里总是进进出出，片刻不停；文具书本乱放乱丢，杂乱无章；写作业拖拉，边玩边做，几小时还完不成功课。下面的实例可以说明多动症和顽皮儿童活动过多的性质差别。

> 有一个10岁的小学生，某星期日一人在家做作业感到乏味，无意中看到墙上挂着的老爷爷遗像，顿生扮成老爷爷的想法——穿中山装、戴老式帽、挂老花镜、留小胡子、手拄拐杖……于是他停止作业，翻箱倒柜寻找衣物，穿戴完后，拔下刷子毛粘到鼻子下当胡子，戴上老爸的眼镜，拿着扫帚做拐杖，摇摇晃晃、迈着方步学起了老爷爷的样子。老师和家长都认为孩子患了多动症，但医生认为他不是多动症，只是一个顽皮儿童的正常表现。因为他的行为有目的，有系统，有始有终，不像多动症儿童的活动杂乱无章，有始无终。

▲动作过多，无法自控。多动症儿童由于缺乏自我控制能力，对自己的过多活动无法自控。他们在课堂上随便走动，大声喧哗，不听讲课，扰乱秩序；在家里翻坛倒罐，乱丢东西，撕毁课本，拆散物品，弄坏家具，毫不可惜；站着时走来走去，东张西望，爬上跳下，不知疲倦；坐着时不停扭动身

体，东抓西摸，挖鼻孔，咬指甲，不肯静坐；睡觉时也不安宁，满床打滚，踢被子，咬枕巾，直到睡熟才罢休。这些无日的、无意义的过多动作，体现出多动症儿童无法自我控制。

▲ **不分场合，不计后果。** 多动症儿童的多动行为是不分场合的，不论在课堂上、寝室内、活动室，或在家里、亲友家、公共场所、医院、商店等，都会表现出多动症状。他们在陌生人面前不知克制，也不怕羞，即使有人来参观、听课，也一样不能安静听讲，不遵守课堂纪律，常常使人感到厌烦。他们在活动时往往不顾危险，不计后果，在学校常惹人、打架，欺侮弱小同学和女同学，甚至把人打伤，引发同学、家长、学校之间的纠纷。他们喜欢爬上跳下，翻越栏杆，乱穿马路，甚至不会游泳也会突然下水，随时可能发生意外伤害和生命危险。

▲ **批评、奖励的效果不佳。** 多动症儿童在课堂上爱管闲事，逗惹别人，破坏纪律，妨碍同学学习，对老师的批评和同学的劝说听不进去，我行我素；稍有改进时，老师给予表扬也不以为然，缺乏荣誉感。家长对患有多动症的孩子伤透了脑筋，有的左劝右说，好话说尽，奖励用尽，可是过不了多久，孩子的老毛病又犯了；有的采取高压手段，又打又骂，总希望他能记住教训，改过自新，有的孩子也能认识到错误，表示要改正，但随后就忘，依然如故。不论是奖励或惩罚，效果并不理想，这是多动症儿童缺乏自我控制能力的表现。

▲ **青春期后可能减少。** 有相当一部分多动症儿童到了青春期以后，自我控制能力有所加强，开始认识到许多动作毫无意义，有的行为还会妨碍别人，使人厌烦，因此有意克制自己的过多活动，多动症状会有明显减少或消失。但注意缺陷的问题仍可存在或改进不明显，因注意缺陷所造成的学业荒废、行为不良、交往困难、社会适应能力缺乏等状况一时很难改变。即使他们比一般人付出更大、更多的努力，也不容易弥补已经失去的损失。

多动症儿童冲动任性的特点

冲动和任性是多动症儿童行为表现的特点。多动症儿童缺乏自我控制能力，不能约束自己的所作所为，行为带有随意性、盲目性、冲动性和意外性等特点。

▲ **行为的随意性**。多动症儿童的多动行为往往是随意发生的，可以在任何时候、任何地点、任何情况下表现出来。他们在家里好发脾气，稍不如意就大吵大闹，蛮不讲理；性格暴躁，行为放任，乱摔东西，打人骂人，欺侮弟妹或弱小同学，有时还打骂父母长辈；动作没有预谋，没有准备，想干什么就干什么，从不考虑后果。他们在学校里或课堂上随意行动，不守纪律，不听劝告，小动作多，常常激惹同学，随便讲话，影响同学学习；有的随意破坏公物，打碎玻璃；有的随手损坏同学的文具、物品或拿同学的东西。多动症儿童的这些行为不是故意的，而是随意发生的。

▲ **行为的盲目性**。多动症儿童的行为缺乏一定的目的性，带有很大的盲目性。多动症儿童自己也不知道为什么要一刻不停地动来动去，一会儿削铅笔，一会儿切橡皮，东打打，西敲敲，忙碌不停，没有目的性，没有一定的要求，不知道在干什么。他们在做家庭作业时，不按老师的要求去做，不按书上的内容复习，而是随意翻阅，在书上乱写乱画，不停地抓抓头皮，伸伸懒腰，盲目乱动，无法按时完成作业，即使在家长的督促和陪同下，也要费很长时间才能勉强做完一天的作业。

▲ **行为的冲动性**。多动症儿童的多动行为往往没有经过认真思考、事前准备，而是心血来潮、突然发生的，带有明显的冲动性。他们在教室里会突然站起来，大声喧哗，或突然冲出课堂，到教室外乱跑；对集体活动或游戏不遵守规则，不能耐心等待、依次进行，不能自始至终完成一项活动，不是抢先就是半途而废；容易与同学争吵、打架，惹是生非，滋生事端，甚至把同学打

哭、打伤，引得同学的家长常常告状，要求赔礼道歉，弄得多动症儿童的家长又愧又气，除了向人家赔偿道歉外，不免把孩子痛打一顿。但多动症儿童很少会接受教训，改过自新，不久可能故技重演，使家长十分苦恼，不知所措。

▲ **行为的意外性。**多动症儿童的许多动作是无法预料的，常常是意外发生。如有的孩子在与小朋友一起玩耍时，突然把小朋友推翻在地；有的孩子喜欢攀高爬树，不慎从3米多高的树上摔下，造成手臂骨折；有的孩子喜欢拿小刀玩，不断削铅笔，切橡皮，刻书桌，常常把手指割破；有的孩子自己不会游泳，看到别的小朋友在游泳池里很好玩，就会不顾危险突然跳下水去，后果不堪设想。多动症儿童的许多动作行为是无法想象的，发生意外的事例举不胜举。家长应该经常教育、提醒孩子，尽量避免各种危险动作的产生。如果病情比较严重、攻击性行为比较明显，应及时去看医生，进行必要的药物治疗。

多动症儿童情绪障碍的特点

情绪是一个人内心世界的活动，喜、怒、哀、乐、悲、思、恐是人之常情，有相当的稳定性，一般人不会轻易暴露，也不会随意改变。但多动症儿童的情绪很不稳定，波动、多变，容易激惹，表现幼稚，情感比较脆弱，可以产生不同的情绪障碍。

▲ **情绪不稳。**多动症儿童的情绪很不稳定，忽高忽低，喜怒无常，高兴时会手舞足蹈，夸夸其谈，自吹自擂；不高兴时就大吼大叫，哭闹不休。他们常常有转喜为怒或破涕为笑的表现。受到一点儿表扬就高兴不止，忘乎所以，自我吹嘘，生怕别人不知道；受到一点儿批评就闷闷不乐，垂头丧气，不敢回家，怕见父母。

▲ **容易激惹。**多动症儿童的情绪容易激惹，同样一个刺激，对一般孩子

来说，不会引起激惹，而对多动症儿童来说很容易产生激惹，使他们冲动、发脾气等。轻微的刺激即能引起他们强烈、激动的反应，往往为一点儿小事就大吵大闹，冲动打人；在家里稍不如意就大发雷霆，破坏东西，或赖在地上打滚，手脚乱蹬。强烈而短促的情感爆发，可能使他们失去理智，发生伤人或自伤等行为。

▲**恐惧焦虑**。多动症儿童上课不专心听老师讲课，内容记不住，作业做不完，考试不及格，成绩上不去，害怕考试，担心老师批评，担心父母训斥，内心经常处于紧张、焦虑和恐惧之中。这种情况在女孩中比较常见。她们往往把学习看成一种沉重的负担，整天提心吊胆，怕老师批评，怕家长谴责，怕同学讥笑，而自己又无法克服困难，整日愁眉苦脸，焦虑不安，甚至影响睡眠，影响身心健康。

▲**意志薄弱**。多动症儿童自我控制能力明显不足，不能控制自己的行为，缺乏追求和理想。他们不善于独立地、自觉地提出行动的计划和目标。整天似乎忙忙碌碌，一刻不停，很少静坐下来思考问题。他们对学习也不会自觉制订计划，支配时间；缺乏远大理想，不知道为什么要学习；学习遇到困难时缺乏克服的勇气和毅力，不肯努力去战胜困难，表现得懦弱、退却，在困难面前无可奈何。

多动症儿童性格改变的特点

儿童多动如果不能得到及时发现、及时治疗，任其发展，可能产生个人性格的改变，这种改变可以延续至成人阶段，对个人的一生造成消极的影响。可能发生的性格改变主要有以下几点。

▲**暴躁**。由于多动症儿童缺乏自制能力，情绪容易激动，冲动任性，遇

事不能冷静思考，轻微的刺激即能引起强烈的激动反应或愤怒，他们容易为一点点小事大吵大闹，破坏物品，甚至冲动打架，把人打伤、打残或打死。有的多动症孩子在老师或同学面前还比较老实，不敢随便发脾气，可是一回到家里就无法无天，乱发脾气，东西乱丢，破坏家具、物品。如果要求得不到满足，他们就大发雷霆，满屋打滚，甚至动手打人或离家出走。长此下去，他们逐渐形成脾气暴躁的性格，长大成人进入社会工作时，很难与同事和谐相处，常常会和别人顶嘴吵架，骂人打人，导致夫妻关系不和，容易违法犯罪，人人都敬而远之，不敢接近他们。

▲ **欺弱**。多动症儿童由于注意力不集中，上课不听老师讲课，学习成绩差，经常受老师批评，挨父母打骂，被同学轻视，内心是十分苦闷的。所以，他们特别喜欢与小孩子玩耍，以比自己弱的孩子为伴。在小孩子中间他们还可以找到自己有优势的地方，还有人听他们的指挥，自己可以称王称霸，为所欲为。他们在受到老师批评、父母打骂之后，就会伺机去打骂弱小的孩子，把自己的怨气发泄在比自己弱的孩子身上。有的多动症儿童的父亲比较严厉，妈妈或奶奶比较宠爱他，他在父亲面前常常表现得听话、安静，比较守规矩，父亲不在时就表现得任性、不听话、乱发脾气，甚至打骂长辈，无法无天，还不许别人向父亲告状。

▲ **孤僻**。有些多动症孩子主要是注意缺陷，没有活动过多的表现，在这种类型中女孩比较多见。她们平时并不多动，看上去很文静，甚至有些呆滞。她们在上课时没有过多的小动作，老实地坐在位子上，但根本没有听老师讲课，思想开小差，心不在焉，老师提问时常常一问三不知；下课时也很少活动，不乱跑乱跳，性格比较内向、胆怯，不灵活，不合群，喜欢一个人胡思乱想，显得十分孤僻。她们复习功课时，喜欢独自静坐在那里拿着书本，或把作业本摊在桌上，看上去好像在复习功课，其实一点儿也没有学进去，做作业拖拖拉拉，完成很慢，有困难也不去问老师或同学，效率很低，而且粗心大意，错误百出，常常被同学歧视，使她们更加孤僻。

▲ **自暴自弃。**多动症儿童由于注意障碍，上课不专心，学习成绩差，常常受到家长的谴责或打骂，开始还有点儿效果，但很快就忘，仍然不好好学习，成绩逐渐下降。他们为了逃避家长的打骂，就采取逃学、欺骗、离家出走等方法，自暴自弃，流落街头。有的多动症儿童在学校里因学习不好，不听老师教导，破坏纪律，常常受到学校的批评，老师经常向家长告状，弄得孩子不敢回家，不愿见老师的面，只好经常逃学旷课，夜不归宿，破罐子破摔，甚至与不良分子为伍，进行诈骗、斗殴、偷窃等犯罪活动。有些多动症女孩性格内向，经不起老师的批评，受不了同学的讥讽，吃不消父母的打骂，内心非常抑郁苦闷，觉得生活没有乐趣，做人没有意思，就可能不珍惜生命，走上自尽的不归路。

多动症儿童行为表现的特点

有人对多动症儿童的行为表现进行过对比调查。调查是在37名多动症儿童和33名一般儿童中进行的，结果发现两者有显著的差别。调查项目共22项，结果如下表。

多动症儿童与一般儿童的行为比较

行为表现	多动症组发生数（百分比）	一般儿童组发生数（百分比）
1.活动过多	37（100%）	11（33%）
2.不能持久静坐	30（81%）	3（9%）
3.烦乱不安	31（84%）	10（30%）
4.擅自离开教室	13（35%）	0（0）

行为表现	多动症组发生数（百分比）	一般儿童组发生数（百分比）
5. 不接受批评	13（35%）	0（0）
6. 好发脾气	19（51%）	0（0）
7. 打架	22（59%）	1（3%）
8. 胆大无礼	18（49%）	0（0）
9. 不能完成计划	31（84%）	0（0）
10. 不能持久参加活动	29（78%）	1（3%）
11. 不能听完一个故事	18（49%）	0（0）
12. 上课时不专心	17（46%）	2（6%）
13. 不遵循指导	23（62%）	1（3%）
14. 很难催他就寝	18（49%）	1（3%）
15. 和同伴不合作	17（46%）	0（0）
16. 说话过多	25（68%）	7（21%）
17. 弄坏玩具、家具等	25（68%）	3（9%）
18. 参与纠纷	20（54%）	4（12%）
19. 不可预言其行为	22（59%）	1（3%）
20. 破坏东西、伤害他人	15（41%）	0（0）
21. 不守纪律	21（57%）	0（0）
22. 说谎	16（43%）	1（3%）

以上调查的22项行为是一般问题行为或不良行为，还不包括严重的不良行为和犯罪行为。由于多动症儿童缺乏自我控制能力，容易冲动，学习成绩又不好，常常受到家长的责备，老师的批评，同学的冷落，容易产生自卑和自暴自弃的不良心理和性格，可能发生逃学、离家出走、吸烟、酗酒、偷窃、赌博、打架斗殴、破坏公物等严重不良行为。有的多动症儿童可能被社会上一些

不法分子利用，进行诈骗、暴力、贩毒、杀人等犯罪活动，成为少年罪犯。情感比较脆弱的多动症儿童更容易产生抑郁、自卑，甚至发生自杀的悲剧。

多动症儿童的不良行为和犯罪往往带有偶然性、机遇性和冲动性，与犯罪分子有预谋、有目的的犯罪有很大的区别，但给社会、家庭和个人带来的危害是一样严重的。所以，儿童多动症不仅是影响儿童本身的问题，也是一个值得关注的家庭问题和社会问题。

多动症儿童智能的特点

什么是智能？不同的学者有不同的解释，说法比较多，检查或测试智能的方法也各不相同，可以说没有一个统一和完整的标准。一般可以把智能理解为由智力和能力组成，两者既有区别，又相互联系，很难完全分割开来。

多动症儿童的智能与一般人群一样，高低各不相同，大多数多动症儿童智能是正常的，少数多动症儿童智能超常或偏低。智能低下的儿童常常伴有多动症状，但不是本书所述的多动症。我们曾对34例临床评分诊断为儿童多动症的病例，用"西南—长征小儿智能测试法"进行了智能测试，结果智能水平为99.5 ± 13.8分，并以同龄30例健康儿童作对照，结果智能水平为102.5 ± 15.8分。两者差别不显著，都属于正常水平。

尽管多动症儿童的智能水平是正常的，有的还比较高，但他们的学习能力特别是文化课学习能力不如正常儿童，约有一半以上的多动症儿童有学习困难。这是因为他们的注意力不集中，上课不能认真听讲，没有完全掌握学习内容；又由于他们的自制力差，不能坚持、深入、耐心、刻苦地学习，对学习缺乏兴趣，做作业粗心大意，边做边玩，常常不能完成作业，考试时又不能认真答卷，因此严重影响学习效果和学习成绩。有的多动症儿童可能还有听觉、视觉功能不良，感觉统合能力失调，认知缺陷，抽象思维、概括能力、理解力比较差，这些也是造成学习困难的原因。

多动症儿童学习困难的特点

从广义来说，多动症儿童的学习能力是正常的，学习不应该发生困难，特别是学习校外知识，他们往往一学就会，显得相当聪明。然而，他们的课堂学习效果往往不佳，而且成绩有下降趋势，显得学习有困难。所以，多动症儿童的学习困难实际上是指学校学习困难或文化学习困难。

有些多动症儿童智商较高，虽然上课时注意分散、多动，但接受、理解能力较强，低年级时学习内容比较简单，一学就会，所以还能保持较好成绩。当进入高年级以后，学习内容增多、程度加深，成绩便日趋下降。智能水平一般或偏低的多动症儿童，学习就比较费劲。有的在老师、家长严厉的督促下成绩才能勉强及格，稍一放松就会下降。有的表现为抓一抓上一上，不抓成绩就下降，成绩上下波动很大，很不稳定。严重的多动症儿童单靠老师辅导、家长督促也起不了很大作用。有的多动症儿童因成绩不好，被误认为是低能愚笨儿童而被建议转到特殊学校去学习。

有一位一年级的小学生，上课时注意分散，小动作多，听不懂老师讲课的内容，特别是学拼音困难，回家后不知道该复习什么，考试常常交白卷。老师认为他是一个低能儿，学校几次劝家长让孩子退学。爷爷来门诊时焦急地说："我孙子平时表现并不笨，在督促下能记住一些内容，不过容易忘记，学习时不够专心，动作慢，贪玩，不过还肯听话。"经诊断后，医生认为孩子患有注意缺陷多动障碍，建议他不要退学，向学校申请再试读半年，一面进行多动症治疗，一面加强家庭辅导。结果半年以后孩子就能跟上学习了，二年级时学习成绩已达中等水平，三年级以后成绩保持在中上水平，孩子的学习兴趣和自觉性大大提高。

多动症儿童学习困难、成绩下降的原因主要有以下几点。

▲ **注意力不集中**。学习是一种比较枯燥的脑力劳动，是有要求、有目的、有进度的活动，需要经过主观的努力，专心致志地听老师讲课，才能理解和记住学习的内容。儿童上课时如果注意力不能集中，思想开小差，听不进老师的讲课，自然记不住学习的内容，更不可能去理解，当然会影响学习，发生学习困难。

▲ **动作过多**。多动症儿童的动作特别多，尤其是小动作多，上课时不能静坐片刻，东张西望，咬铅笔，敲桌子，忙碌不停，根本没有心思安静听课。有的女同学看似文静，坐着不动，但脑子里在胡思乱想，并没有听老师讲课。回家做作业时，他们总是动来动去，写作业不专心，马虎潦草，粗心大意，错误百出，久久不能完成。长时间这样下去，自然会影响学习成绩，出现学习困难。

▲ **冲动任性**。多动症儿童缺乏自我控制能力，比较任性，容易冲动，为一点儿小事可以吵闹不休，大发雷霆，在家里常常以自我为中心，想干什么就干什么。他们不听家长的教育，我行我素，督促做作业总是不高兴，能拖就拖，稍不如意就发脾气，打打闹闹，边做边玩，往往几小时过去了，作业还没有完成，第二天自然考不出好成绩。有的在考试时不认真答卷，粗枝大叶，匆匆答完，也不肯认真复查一遍就抢着交卷，也影响学习成绩。

▲ **意志不坚强**。多动症儿童缺乏坚强的毅力和意志，学习遇到困难时没有耐心和勇气去克服，对枯燥无味的文字和数字不感兴趣，不能长时间坚持学习，学习成绩差也无所谓。不少多动症儿童不知道为什么要学习，有的干脆回答"爸爸妈妈要我学习"，缺乏学习的主观能动性。因学习成绩差，他们常常受家长和老师的批评，对学习更产生厌烦情绪，甚至逃避学习。

▲ 学习能力缺陷。多动症儿童虽然没有明显的智能缺陷和感觉运动障碍，但可能在某一方面有轻微缺陷，如听、读、写、计数、推理等方面存在缺陷，导致学习困难。临床上常常可以见到多动症儿童把38念成83，把6看成9，把"天上"读成"上天"等；有的多动症儿童诵读课文非常流利，但不理解课文的意思；有的计算步骤没有错误，但最后答案不对，严重影响成绩。

多动症与学习困难有密切关系，据报道约有60%的多动症儿童存在一定的学习困难。这部分儿童的多动症一般都比较严重。其他原因引起的学习困难，可以伴有或不伴有多动症的症状。多动症引起的学习困难，多动症是原因，而学习困难伴有的多动症状是学习困难的症状，两者是不同的。

值得一提的是，多动症儿童由于被动注意没有障碍，有的还比较亢进，所以对游戏性的学习很容易感兴趣，极易被活动、多彩的画面所吸引。因此，他们对游戏性学习没有困难，有的还比较强。这就是他们长时间看电视不知疲倦、玩电子游戏昼夜不息的原因。不过，严重的多动症儿童对游戏性学习也可能发生困难。

多动症在不同年龄的表现

根据观察研究，多动症可以发生在不同的年龄，注意缺陷和自制能力差是各年龄阶段共有的特点。在临床表现方面，不同年龄可能出现不同的症状，具有各自的特点，但以学龄儿童临床表现最为突出，最容易引起人们的注意，也是研究最多、治疗最受重视的对象。其他时期的多动症研究较少，治疗也不被重视或缺少办法。其实，有些多动症在学龄以前已经有所表现，如能及时发现，及时预防和治疗，可以收到事半功倍的效果。如果能够对学龄以后的成人多动症及时发现，及时治疗，可以对他们的生活、工作、学习和未来有很大帮助，所以有必要把各年龄阶段的多动症临床表现介绍如下。

▲ **新生儿多动症**。多动症与遗传有密切关系，差不多有40%的多动症儿童的父母或亲属幼时也患过多动症。有的母亲可能感觉到孩子在母腹里的时候就特别多动，手足不停地踢着妈妈的肚子。孩子一出世就哇哇大哭，手脚乱蹬，显出很不安定的样子；他们的神经系统有不稳定的表现，容易兴奋，不时出现惊跳；饥饿或便急时，剧哭不停，犹如打雷，满屋可以听到；他们的睡眠不深，很易惊醒，夜间常常啼哭不止，或要抱着睡觉，吵得全家不得安宁；吃奶时狼吞虎咽或心不在焉，边吃边玩，手脚舞动，容易吐奶。

▲ **婴儿多动症**。据观察，约有30%的多动症儿童在生后不久就逐渐显露出多动、不安宁，醒来就手足乱动，或满床乱爬，一不当心就滚下床来，容易造成意外伤害；被大人抱在怀里时身体总是不停扭动，挣扎着想往室外去玩，大人感到十分费劲；常常过分哭闹，稍不如意就啼哭不止，乱喊乱叫，弄得全家不得安宁；在婴儿车里不肯静坐，爬起坐下忙个不停，要大人把车子推着走；刚能走几步时，就喜欢到处乱走，跌跌撞撞，一刻不停，不怕跌跤，不知疲劳；喂哺饮食时，不能安心进食，饭菜到处抛撒，一餐饭要喂很长时间；平时容易激惹，稍不高兴就哭吵不休，亲子间关系不协调，母亲常常埋怨自己的孩子难带养。

▲ **幼儿多动症**。在幼儿时期多动症的表现开始明显起来，有50%～60%的多动症儿童父母认为，他们的孩子在2～3岁时已经显得与别的孩子不一样，特别多动，除了睡眠外，整天走来走去，或满地乱爬，一刻不歇，不知疲劳；进食时从不肯安稳地坐着好好吃饭，常常边吃边玩或被大人东追西赶，饭菜冷了热后再吃，一顿饭要吃很长时间；不会安心玩耍，新的玩具一玩就厌，玩具到处乱丢，或任意撕毁图画书，搞得纸屑满地；喜欢看彩色活动画面，对电视、电影很感兴趣，可以目不转睛地看很长时间；有的孩子性格比较怪僻，喜欢独

自玩乐，不听父母招呼，或喜欢含着手指、枕巾睡觉；大小便迟迟不能自控，经常有遗尿。这些孩子由于特别多动，不肯听话，不受管教，不知危险，容易发生意外伤害。

▲**学龄前儿童多动症。**学龄前儿童开始进入幼儿园过一定的集体生活，多动症儿童难以适应新的生活环境，多动症的表现就会明显暴露出来。他们在上课、听故事或画画时注意力不集中，注意时间短暂，不能静坐听老师讲课，不按老师指导去做，不服管教，不守规矩，缺乏自我约束能力；活动过多，在教室内随便走动，吵吵嚷嚷，弄得老师无法讲课，影响其他小朋友学习。

▲**小学儿童多动症。**儿童多动症在小学时期表现最为突出、明显和彻底。在这个时期，一切多动症状都显露出来。不论男孩或女孩都有不同程度的注意缺陷，上课不专心听讲，容易分散注意力，作业也不能专心完成。男孩往往动作过多，不能静坐，整天东奔西跑，动个不停，冲动任性，经常惹是生非，斗殴打闹，不守纪律，是有名的"皮大王"；女孩比较文静，但小动作多，不能安静片刻，或想入非非，思想常常开小差。这些孩子通常还情绪不稳，容易波动，对刺激反应强烈，常常为一点儿小事吵闹不休，喜怒无常，或闷闷不乐；对挫折耐受性差，行为怪僻，与同学难相处，喜欢与比自己弱小的同学玩。学习成绩不好，开始上下波动，以后逐渐下降，甚至不及格。严重的多动症儿童可能发生说谎、逃学、出走、偷窃等不良行为。

▲**中学儿童多动症。**患多动症的中学生随着生理和心理的成长发育，自控能力的加强，活动过多可能减少，但仍有注意缺陷，接受教育的能力迟钝，加上学习基础不好，学习仍然困难，甚至成绩更不理想，常常使家长忧心忡忡，只好请家庭老师、去辅导班补课或转学校重读。他们的情绪仍不稳定，容易波动，缺乏自尊，缺乏动力，受到批评会大发脾气，暴跳如雷；受到表扬就扬扬得意，手舞足蹈，忘乎所以。他们对游戏性活动兴趣特别浓厚，跑步、打球带头参加，而且成绩优异；看电视、玩电脑游戏不知疲倦，可以通宵达旦不

休息，有的达到迷恋、不可自拔的程度。有时仍有冲动性、攻击性行为，自我形象不好，甚至发生过失行为或造成少年犯罪。

▲**成人多动症**。成人多动症在国外已成为一种疾病进行诊治，在国内还没有很好研究。其实，成人多动症是由儿童多动症延续而来，据国外报道，儿童多动症有6%～9%可以终生患病，有70%可以持续到青少年时期，有30%～40%可以持续到成人期。据估计，成人多动症的比例大约为4.4%。成人多动症临床表现为多动症状减轻，但与正常成人仍有区别，注意力仍不容易集中，有些人对儿童时期的行为感到内疚和沮丧，也有决心改正；能胜任工作，完成一般任务，但苦于基础差，难有发明创造；有的性情仍比较急躁，容易激惹、冲动，烦躁不安，可有攻击性、冲动性行为，容易与人争执和打斗；工作能力不如别人，总是整天忙忙碌碌，与同事关系紧张，缺乏理想和毅力；生活比较懒散，喜欢酗酒、吸烟、赌博；工作马虎，注意力经常转移，朝三暮四，事业上难有进展。

多动症儿童的自我防卫心理

多动症儿童的许多行为不能被人理解，不能被父母谅解，不能被老师了解，不能与同学和解，他们的内心是十分无奈和痛苦的。为了适应环境，应付日常生活，他们往往出现一些异常的心理行为和情绪性格，作为自我防卫、摆脱困境的手段。

▲**退缩和回避**。多动症儿童因注意缺陷、活动过多、冲动任性、行为异常、学习不好而常常遭到老师的训斥，家长的打骂，同学的讥笑。他们的自尊心受到严重伤害，情感更加脆弱，学习成绩下降，考试屡屡不及格。失败和挫折的经历使他们害怕再次遭到失败和挫折，从而采取退缩、回避的方法作为自

我防卫的措施，以试图改变处处受责难的局面。他们会拒绝再去接近新的学习情景，不做作业，逃避考试，甚至逃学。他们的这种退缩、回避行为常常被父母误以为有意对抗，因而父母会加重惩罚，额外增加作业负担。但这样做往往无助于问题的解决，多动症状会更加严重，家长、老师的愤怒情绪会更强烈，从而形成这样一个恶性循环：家长加大对儿童的压力——儿童退缩、回避症状加重——家长、老师愤怒更甚，惩罚更重——儿童更加退缩和回避。

▲ **孤独和幻想。**由于多动症儿童在学校的环境中得不到应有的乐趣，在家里享受不到应有的温暖，他们便会自己创造一个假想的世界来求得精神上的安慰和满足，于是会出现孤独和幻想的症状。有的儿童会整日忧郁寡言，想入非非，自卑失望，不与同学玩耍和交往，与父母亲人也很少言语，避而远之。有的孩子因为对学习环境有恐惧感，所以一到学校就会诉说自己不舒服，有病，要去医院诊治。有的孩子会降低自己的实际年龄，喜欢与幼小儿童或低年级小朋友玩耍，玩幼儿的游戏，以此来避免同龄儿童对他们的较高要求。孤独和幻想的行为又必然对学习造成更大的影响。

▲ **掩饰和否认。**有的多动症儿童为了逃避责难，当老师或家长批评时，就抢先通过开玩笑、扮小丑、哄骗等方法来控制局面，引开成人的注意力；或者先嘲弄一下自己，以阻止别人的嘲笑。有的多动症儿童会完全否认自己的不良表现，把自己的失败归罪于家长的打骂、老师的不关心或同学的不好。有些家长也认为自己的孩子很聪明，孩子的学习困难、不良行为是学校、老师或同学的过错造成的。这样的掩饰和否认无形中会加重多动症的症状，无助于多动症的恢复。

▲ **过度补偿。**多动症儿童为了克服自卑情绪，补偿自尊心受到的伤害，他们常常会依仗自己的能力，如在体力、组织能力等方面的优势，在班上组织小团体，领头调控、操纵或强制其他同学入伙，在课堂内外起哄，欺负其他同学，对同学或老师搞恶作剧，甚至打群架，以这种带有攻击性的手段来显示自己的能力，否认自己的不足，补偿自身的缺陷。但这种冲动行为是强制性的，

而且有很大的危害性，因而必然要受到人们的反对和制止，不可能长时间坚持下去。

　　从上述多动症儿童的种种自我防卫表现可以看出，多动症儿童的心理创伤是不可忽视的。在对他们进行药物治疗的同时，必须加强心理治疗。

第五章

儿童多动症的判断方法

由于缺乏科学、严格和统一的判断方法，各地统计的多动症发病率有很大差异，从1%～40%不等。目前用于判断多动症的量表也不完全相同，并容易受主观因素影响。

关于儿童多动症的诊断

由于儿童多动症是一个长期慢性的心理障碍过程，起病慢，且症状波动，很难与正常儿童的"顽皮""淘气"相区别，而且有些病人的临床表现又不够典型，这就给多动症儿童的诊断和鉴别造成了一定的困难。专科医生常有这样的体会，多动症"诊断容易确诊难"。在临床上常有误诊的病例，有的医生将多动症误诊为其他疾病，也有医生将其他疾病误认为是多动症。究其原因，多动症的误诊可能与以下因素有关。

▲ **医生对此病认识不够**。人们认识多动症的历史并不长，有关多动症的病因及发病机制也不完全清楚。尽管现在人们对多动症的名称很熟悉，但许多人对多动症的知识还没有全面的了解，即使是医生，如果不从事多动症诊治，对多动症的认识也不全面。

▲ **家长和老师对此病的认识不同**。由于老师和家长的文化水平、性格爱好不同，和孩子接触的时间、对多动症知识的了解及忍耐程度等均不一致，因此对多动症的认识也有很大的差异。他们提供给医生的儿童病史难以做到全面确切，有时过于夸张，有时又可能过于掩饰，致使多动症容易被漏诊或被误诊。

▲ **临床表现不典型**。由于医生和患儿接触的时间短，不可能全面观察患儿的症状，因此遇到病情轻或不典型的患儿，如果家长和老师不能提供正确的病史，就容易被误诊。如果患儿伴发其他疾病，则更容易误诊。

▲ **伴发其他疾病**。单纯性多动症比较容易诊断，但多动症常常会伴发其他心理行为疾病或发育性疾病，使得多动症的诊断变得困难。

关于多动症的诊断，我们根据几十年来的临床经验，主要采用以下方法进行：

◆ 了解病史，填写多动症病历卡，记录病史；
◆ 体格检查，检查"软性神经征"及发育畸形等；
◆ 由家长根据诊断量表进行评分；
◆ 由教师根据诊断量表进行评分；
◆ 当场进行多动症的心理测试；
◆ 有选择地进行智能测试；
◆ 进行必要的脑电生理检查；
◆ 必要时进行脑部影像检查（CT、MRI等）；
◆ 必要时进行血、尿生化检查；
◆ 记录疗效观察表，观察药物疗效。

儿童多动症的体格检查

儿童就诊时，即使没有明显异常的阳性体征，也需要进行必要的体格检查。

通过体检，可以发现部分多动症儿童有轻微发育异常的表现，如通贯手、多指、高弓形硬腭、发际低、小指短、平底足及足内翻等。

体检还有利于对患儿全身状况做一个正确评价，给多动症的病因分析、鉴别诊断和治疗提供参考。如听力或视力异常也可以引起多动的症状；有心脏疾病的孩子，服用药物时要注意药物对心脏的副作用；有肝肾功能异常的孩子，应慎用药物治疗，并严密观察用药反应；对有癫痫发作的孩子，还应注意药物对癫痫的影响。

虽然多动症儿童的体格检查中无明显的阳性体征，但有时也可发现一些轻微的神经体征，这些体征并无定位和定性的意义，就是在正常的儿童中也可能会被发现，且这些体征随着年龄的增长可以逐渐消失。为了与麻木、瘫痪等神经系统"硬性"的神经体征相区别，人们将这些轻微的异常体征称为"软性神经征"。多动症儿童常有一两项软性神经征呈阳性，如果有多项软性神经征呈阳性，则对多动症的诊断更有帮助。

儿童多动症的软性神经征检查

临床上软性神经征有二三十种之多，常用的相关检查有翻手试验、指鼻试验、点指试验、跟—膝试验及双臂伸展试验等，另外还有闭眼起立、直线步行、单足站立、伸舌闭眼试验及利手试验等。临床上约有一半以上的多动症儿童可能有一两种软性神经征阳性。但是，软性神经征阳性并不能作为诊断儿童多动症的标准，而只能作为诊断的一种参考指标。如果儿童有多项软性神经征呈阳性，则对多动症的诊断有着较大参考价值。

翻手试验、点指试验和指鼻试验都是对多动症儿童较为常见的几种软性神经征检查。

▲ **翻手试验**。让被检查儿童坐在桌前，令其双手平置于桌面，手心向下，拇指收于掌心，两手四指靠紧并拢。令受试儿童将双手都翻过来，平放于桌面，两手靠紧并拢。此后就这样限定在原位反复翻动双手，并逐渐加快速度。在受试儿童翻手时，观察其动作是否协调，主要是肘部摆动的幅度、双手翻动时的姿势及双手是否并拢等。多动症儿童常常表现为翻手姿势笨拙、不协调，双手不能并拢，甚至乱翻一阵，翻手时肘部摆动幅度大，常超过一个肘部的宽度。70%~80%的多动症儿童翻手试验呈阳性。

▲ **点指试验**。让受试者一手握拳，另一只手用拇指指端依次接触其他手指指端，并逐渐加快速度，然后另一只手也重复上述同样的动作，或双手同

时重复上述动作，对年龄较大儿童还可按食指—无名指—中指—小指的顺序进行。此时，观察受试儿童点指动作的协调性，有无镜样动作（即一只手做动作时，另一只手也出现类似的动作）以及错误次数。多动症儿童协调性差，常出现镜样动作，错误多，速度慢，速度加快时往往难以完成。

▲ 指鼻试验。受试儿童平坐在医生的对面，令受试儿童先用左手食指指自己的鼻尖，然后用右手食指指自己的鼻尖，最后分别用左右手食指指对面医生的食指尖，睁眼和闭眼各指5次。此时，观察其在试验中动作的协调性、速度及偏离次数。多动症儿童往往动作过重，不用指尖而用整个手去摸目标，显得很笨拙，左右不分或偏离次数多，尤其在闭眼时更为明显（闭眼时差错达3次或3次以上为阳性）。

儿童多动症的评分量表

目前人们还没有诊断多动症很客观的实验室标准，而且医生和多动症儿童接触的时间毕竟较短，有不少多动症孩子到了医生面前就显得平静、老实，不一定都表现出活动过多或注意力不集中等症状，因而医生无法在短时间内了解其全貌。为了能较全面地收集儿童在学校和家中的情况，专业人员将不同的临床表现归类，制定了行为量表，根据量表中所列出的表现给多动症儿童进行评价。这样不但可以帮助诊断多动症，而且还可以了解其病情轻重程度，也便于统计分析和相互比较。在找到诊断多动症的客观标准之前，评分量表是诊断多动症的重要手段。

儿童行为量表通常是由对儿童日常活动最了解的教师和家长来填写，所以行为量表又可分为"教师用量表"和"家长用量表"，也有由两者共同填写的行为量表。"教师用量表"和"家长用量表"两者的内容大同小异。

不过，家长和老师对多动症儿童的行为评价常常存在着明显的差异。国外有学者曾报告，用评分量表对多动症孩子的行为进行评分，家长评分和老师评分只有77%相吻合，单凭家长填写的量表诊断，阳性率只有38%。这主要是由于老师和家长的文化水平、性格爱好及对于儿童行为要求的客观差异，和孩子的接触时间、对多动症知识的了解及忍耐程度等均不一定相同造成的。学龄儿童日间和老师接触的时间较多，在课堂学习时，需要学生有良好的注意力和自控力，不允许多动，因此多动症的表现容易暴露，易被老师发现。孩子放学回家后，尤其是做作业时，多动症的症状又可为家长观察到。但由于学生在家中的时间短，因此老师较家长更容易发现孩子多动症的症状。另外，由于在校学生多，老师还可以将学生之间的行为进行比较，所得的结论也相对客观些。

不仅老师和父母对多动症儿童的行为评价有差别，就是父亲和母亲之间对自己孩子的行为评价也有差异。由于父母的职业、文化水平、性格爱好不同，对孩子的关心程度、接触时间及对多动症知识的了解和忍耐程度等均不一定相同，他们对孩子的要求、期望及看法亦不相同。一般来说，父亲由于工作较忙，在家时间短，与孩子接触时间也少；而母亲则在家时间长，照料孩子的学习、生活等，和孩子接触的时间多，更易于发现孩子的症状。与母亲相比，不少父亲的性情较急躁，和孩子的沟通少，而对孩子要求又高，动辄训斥打骂，使孩子对父亲有畏惧感，结果孩子在父亲面前自控力差的表现有所减少；而母亲和孩子的沟通较父亲多，为孩子解释多，训斥、打骂少，孩子在母亲面前无畏惧感，尽情地表现自己，自控力差的症状更易被发现。

因此，如果单凭父亲、母亲或教师所提供的情况进行诊断，就可能造成结果片面性和主观性，应将他们所填写的量表的评分结果结合起来进行综合分析，就可以得到比较全面、客观的结果，从而为正确诊断多动症提供客观的依据。

国外用的多动症评定量表

目前国外有许多用于诊断多动症的量表，多达十余种，其中历史最久且最常用的是康奈氏儿童行为量表（教师、家长），另外还有韦氏儿童量表、耶鲁儿童问卷、美国精神病协会诊断量表、国际疾病分类标准诊断量表等。

第一，简化的康奈氏教师用儿童行为量表如下。

1.活动过多，一刻不停。 （ ）

2.兴奋激动，容易冲动。 （ ）

3.惹恼其他儿童。 （ ）

4.做事不能有始有终。 （ ）

5.坐立不安。 （ ）

6.注意力不易集中，容易分散。 （ ）

7.必须立即满足要求，容易灰心丧气。 （ ）

8.容易哭吵。 （ ）

9.情绪变化迅速剧烈。 （ ）

10.勃然大怒，或出现意料不到的行为。 （ ）

以上各项按活动程度分别填写分数：0分——没有；1分——稍有；2分——较多；3分——很多。总分超过10分有诊断意义。

第二，《精神障碍诊断与统计手册第四版》（DSM-IV，1994）诊断多动症的标准，是目前国际上最为普遍应用的诊断标准。

1.注意缺陷：共9项，有其中6项以上，至少持续6个月，达到难以适应的程度，并与发育水平不相一致，可以定为注意缺陷。

①在学习、工作或其他活动中，往往不能仔细注意到细节，或者常发生粗心所致的错误。

②在学习、工作或游戏活动时，注意往往难以持久。

③与之对话时，往往心不在焉，似听非听。

④往往不能听从教导以完成功课作业、日常家务或工作（并非因为对立行为或不理解教导）。

⑤往往难以完成作业或活动。

⑥往往逃避、不喜欢或不愿参加那些需要持久精力的作业或工作，如做功课或家务等。

⑦往往遗失作业或活动所必需的东西，如玩具、课本、家庭作业、铅笔或其他学习工具。

⑧往往易因外界刺激而分心。

⑨往往遗忘日常活动。

2.多动—冲动：共9项，有其中6项以上，至少持续6个月，达到难以适应的程度，并于发育水平不相一致可以定为多动—冲动。

①手或足往往有很多小动作，或在座位上扭动。

②往往在教室里或在其他要求坐好的场合，擅自离开座位。

③往往在不合适场合过多地奔来奔去或爬上爬下（青少年或成年人可能只是有坐立不安的主观感受）。

④往往不能安静地参加游戏或课余活动。

⑤往往一刻不停地活动，似乎有个机器在驱动他。

⑥往往讲话过多。

⑦往往在他人（老师）问题尚未问完时便急于回答。

⑧往往难以安静地等待轮换。

⑨往往在他人讲话或游戏时予以打断或插嘴。

上述多动—冲动或注意问题都出现于7岁以前，某些表现存在于两个以上场合，如在学校、在工作室（或诊查室）、在家里。在社交、学业或职业等功能上，有临床神经功能缺损的明显证据，并排除广泛发育障碍、精神分裂症或其他精神障碍的可能，不能用其他精神障碍来解释，如心境障碍、焦虑障碍、分离性障碍或人格障碍等。

DSM-Ⅳ将多动症分为三型，诊断时应加以明确。

◆ 混合型：在过去6个月中符合以上1和2的标准。
◆ 以注意缺陷为主型：在过去6个月中符合1的标准，但不符合2的标准。
◆ 以多动—冲动为主型：在过去6个月中符合2的标准，但不符合1的标准。

DSM-Ⅳ将多动症的病情程度分为三度。

◆ 轻度：症状少于或稍微超过诊断所需要的条目数，学校和社会功能没有或仅有轻微损害。
◆ 中度：症状和损害介于轻度和重度之间。
◆ 重度：症状明显超过诊断所需要的条目数，学校、家庭和同伴关系等社会功能有明显且广泛的损害。

第三，国际疾病分类标准，也是国际上较为常用的诊断标准之一。其诊断多动症的标准如下。

1.起病年龄早（小于6岁），症状持续存在超过半年。

2.症状标准。

◆ 必需的临床症状：注意缺陷和活动过度两大类必须同时存在，缺一不可，而且必须出现在两个以上的场合（家里、教室、诊查室）（具体见临床表现）。
◆ 常见的可协助诊断的症状：易冲动、行为鲁莽、做事不顾场合、不重视社会或学校的行为规范等，但这类症状不是诊断本病所必需的。学习困难及运动笨拙等神经发育性障碍也很常见，如果明显应同时诊断，但不能将这类症状作为多动症所必需的表现。
◆ 排除标准：排除其他行为障碍、情绪障碍或明显智力低下者。

国内用的多动症评定量表

国内也有多种诊断多动症用的量表，如上海市多动症协作组制定的儿童行为量表、我国精神病学会制定的儿童行为量表。另外，各省市或有些医院也根据各地的具体情况制定出各自的诊断量表。

我国精神病学会制定的多动症诊断量表如下：

1.病程：起病于学龄前期，病程至少持续6个月。

2.症状：至少具备下列行为中的4条，其症状严重可不同程度地影响学习和适应能力。

①需要静坐的场合难以静坐，常动个不停。

②容易兴奋和冲动。

③常常干扰其他儿童的活动。

④做事粗心大意，常常有始无终。

⑤很难集中思想听课、做作业或其他需要持久注意的事情。

⑥要求必须立即得到满足，否则产生情绪反应。

⑦经常话多，好插嘴或喧哗。

⑧难以遵守集体活动的秩序和纪律。

⑨学习困难，成绩差，但不是由于智能障碍所引起。

⑩动作笨拙，精巧和协调动作较差。

3.排除标准：不是由于精神发育迟滞、儿童精神病、焦虑状态、品行障碍或神经系统疾病所引起。

从上述国内外多动症的诊断量表中可以看出，一般诊断多动症需要有4个基本条件：第一，要有多动症的临床表现；第二，起病年龄要在6岁之前；第三，病程要达6个月以上；第四，排除其他疾病，如低智、抽动症或精神分裂症等。从以上4个诊断条件中，我们不难看出，孩子仅有多动表现还不能诊断为多动症，这也是平时容易误诊的原因。

儿童多动症心理测试法

心理测试是对反映心理品质的行为进行定量化分析和描述的一种方法，尤其对测试儿童的注意力很有意义。

国内外许多学者曾对多动症的神经心理学检查做过研究，认为心理测试对于了解多动症儿童的心理活动、反映其注意力都是很有帮助的。由于诊断多动症尚无比较客观的实验室方法，故目前心理测验方法对多动症的诊断和制定治疗方案都具有很重要的意义。用于多动症诊断的心理测试方法很多，各种方法均有其特点和应用范围。

▲ 韦氏智力量表（WISC-R）。内容包括12个方面，即常识、类同、算术、词汇、理解、背数、填图、排列、积木、拼音、译码、迷津。应用本法可发现多动症儿童在作业部分，如图画填充、图片排列、物体拼凑和编码等方面的能力减弱，而在词语部分无任何改变，或二者相反，存在词语与作业二者不一致现象，但总智商可达正常水平。

▲ 儿童智力筛选40题测验。其采用问答的形式对7～14岁儿童进行智力检测。内容有：认识图形、图片填充、生活常识、计算、普通伤害的防卫、分辨能力、语言理解。

▲ 绘人形法。让受试儿童在无任何暗示情况下画小人，根据所绘人形的完整程度、应用时间等来评定分数。

▲ 本德完形测验。属于视觉知识机能测验，其方法为让儿童临摹9个几何图形，根据图形本身的变化、彼此关系及空间背景等了解儿童视觉的整合机能。

▲ **注意画消试验**。给被试者提供3张0～9数字表，要求画去"3"字、"3"前面的数字和"3"后面的"7"字，按画对、画错或漏画的数目计算失误率。

上海长征医院儿科运用神经心理学原理，根据多年的临床经验，设计了一种多动症的心理测试方法，主要由四部分内容组成，按规定标准进行评分。一次测试约20分钟，对于诊断儿童多动症有较大的价值。

▲ **写字**。在规定大小的范围内，写出规定的字母符号，要求书写正确，不能出格。多动症儿童往往精细动作不协调，不按规则书写，写出的字母符号可能东倒西歪、写错或写出格等。

▲ **走迷津**。按规定走出迷津，不能碰线。多动症儿童一般碰线或越线，出错较多。

▲ **译码**。在规定时间内将100个不同符号（共10种）译成代码。多动症儿童由于注意力不集中，记忆力差，译码的速度明显较正常儿童缓慢，而且出错多。

▲ **匹配**。用10对各不相同的图形进行两两匹配，匹配时要注意上下、左右及多少。多动症儿童由于注意力不集中，自言自语，容易将相似的图形配错。

应用上述测试方法，我们对144例门诊多动症儿童进行了测试分析，其中正常的占20%，轻度的占53%，中度的占20%，重度的占7%，与其他诊断方法所得的结果基本一致。因此，此测试方法在诊断多动症中很有价值。

儿童多动症脑电生理

根据不同的病情，多动症儿童常选择做脑电生理检查，包括脑电图、脑诱发电位和脑电地形图。

脑电图是指人脑在静息状态下所记录到的自发的脑电活动，它对于许多神经、精神疾病的诊断具有重要意义。一些学者也观察了多动症儿童脑电图的变化，发现约有近59%的多动症儿童脑电图有异常，而正常儿童的异常率只有10%～15%。多动症儿童脑电图的异常率要明显高于正常儿童，以轻中度异常为主，主要为慢波的增加、调幅不佳、β波的频度及波幅均较低、α波的频度增高等，少部分多动症儿童还可能出现一些癫痫波。

上述多动症儿童脑电图异常的机理尚不清楚，亦无特异性，更不能反映高级精神活动（注意、认知等）的变化，因此单凭脑电图的异常是不能够诊断儿童患多动症的，但它可作为鉴别诊断及预后判断的参考依据。

脑地形图又称为脑电功率谱，是20世纪80年代继CT和磁共振之后出现的又一新的、先进的脑部成像技术。此项检查技术的优点是，既能进行病理诊断，又能进行功能诊断。

与常规脑电图比较，脑地形图曲线能带来更多的信息，也能分析出目测不易识别的脑电图的细微变化。脑地形图对于检测脑部不对称异常方面更敏感，能将各种频率的改变部位、范围及量的差别，用彩色图形准确客观地显示出来，因此脑地形图要优于常规脑电图。另外，脑地形图在提供大脑机能性损害的灵敏度、范围和程度方面要优于脑CT。

目前，脑地形图主要应用于神经及精神疾病的辅助诊断，在儿科的应用也越来越广泛。有学者发现，多动症儿童脑地形图也可能出现异常，异常程度大多与其病情程度呈正相关。症状重者，脑地形图的慢波增多、大脑皮层功能调节差等表现也越明显；而经治疗痊愈后，脑地形图大多可恢复正常。但这些脑地形图的异常并不具特异性，因而尚不能作为多动症的诊断指标，但对于多动症的鉴别诊断及预后判断等具有一定的价值。

脑诱发电位是指，人体在接受外界的刺激（声、光、电等）后，在中枢神经系统记录到的一个与刺激有关、诱发的脑电活动。脑诱发电位根据其出现的时程可分为早、中、晚三个成分，其中晚成分易于受到精神状态及外界因素的干扰而变化。当注意力高度集中时，其波幅可能会明显增加，而注意力不集中时，其波幅又可能会显著降低。多动症儿童脑诱发电位的早、中成分与正常儿童相似，都很稳定，不易发生变化，但晚成分则与正常儿童有明显的差异。

一个正常的儿童，其注意力集中和不集中两种状态是有明确区别的，其在两种不同注意状态下诱发电位晚成分波幅也是有很大差别的。但多动症儿童，由于其注意力不集中，两种注意状态之间差异变小，因而其在两种不同注意状态下晚成分波幅的差异也很小。另外，在外界有干扰时，正常儿童晚成分的波幅稳定，不易变化；而多动症儿童则易受干扰，波幅不稳定，容易变化。因此，通过不同注意状态下脑诱发电位的变化，可以反映多动症儿童注意力状况。

近年来，人们常使用一种"事件相关电位"，其能够很好地反映受试者的认知功能的变化。由于多动症儿童认知功能差，其"事件相关电位"也有明显的异常。

由此看来，脑诱发电位的变化对于儿童多动症的诊断是有一定价值的。

儿童多动症的影像学检查

根据不同的病情，多动症儿童常选择性地进行一些脑影像学检查，包括头颅摄片、CT、磁共振等。通过头颅的X线检查和脑血管造影，可以发现颅骨和大脑的许多结构与形态变化，对于肿瘤、出血、畸形、血管压迹及颅骨异常等病变的诊断都有很大帮助。

早期，人们认为多动症是由于脑损伤所致，因此许多学者对多动症儿童进行了头颅摄片检查，结果并未发现多动症儿童有明显的异常。其实，多动症是脑功能轻微的异常，形态学的改变并不明显，因此头颅摄片对于多动症的诊断是没有帮助的。但通过头颅摄片检查，可以发现某些患儿的脑结构和形态变化，对多动症的鉴别诊断有一定的帮助。

CT和磁共振都是通过特殊技术来观察人体内部形态结构的异常改变。由于它们具有清晰度好、分辨率高及无创伤等许多优点，已完全替代了既往的头颅X线摄片等检查，使得许多以前难以诊断的疾病得以明确诊断，目前已被广泛地应用于多种颅内疾病的诊断和鉴别诊断。

有人研究了多动症儿童的脑CT和磁共振图像，结果前者检查并没有发现多动症儿童与正常儿童有明显差异，但后者却发现了一些异常改变，如多动症儿童大脑的右前叶较正常儿童小，右侧较左侧小，基底神经核较正常儿童小等。不过，其显示的这些变化特异性不强，对于探究多动症的病因及发病机理虽有一定的帮助，却尚不能作为诊断儿童多动症的依据。脑CT和磁共振的检查对于多动症的鉴别诊断，具有较大的实用价值。

儿童多动症的其他检查

连续作业试验（continuous performance task，CPT）是较为常见的检测注意力和认知功能的一种方法。其方法是让受试者完成一件认知任务，如看荧光屏或听某种声音，在一连串的各种刺激（非靶刺激，如图像、数字、不同声音等）中，要求对指定的目标（靶刺激）做出反应（按键），通过计算和分析对靶刺激反应的速度、潜伏期、正确率与错误率等，判断受试者的主动注意和认知功能。

目前，国外有关运用连续作业试验检测多动症的报道较多，大多发现多动症儿童按键的正确率低，误按或漏按率高，表明其主动注意下降、认知功能能差及冲动性强。但由于各家报告使用的具体方法并不相同，靶刺激出现的频率不一致，因此目前该方法尚在研究之中，其结果对于多动症的诊断只能作为参考。

有学者观察了多动症儿童脑脊液的变化，结果脑脊液常规检查并未发现有任何异常。还有学者观察了多动症儿童脑脊液内儿茶酚胺代谢产物3-甲氧基-4-羟基苯乙二醇（MHPG）和香草基扁桃酸（VMA）的含量，发现MHPG和VMA的含量均较正常儿童少，提示多动症儿童儿茶酚胺排泄增加，支持多动症是儿茶酚胺代谢异常的理论。但也有的学者发现，多动症儿童与正常儿童脑脊液中儿茶酚胺代谢产物的差异并不大。目前，多动症儿童的脑脊液检查还只限用于对多动症病因及发病机理的研究，尚不能用于对多动症的诊断。

国内外学者检查了多动症儿童血液、尿液中多达30多种生化指标，这些指标包括多种体内激素的含量，儿茶酚胺及其代谢产物的含量，多种微量元素（铅、铜、锌、铁等）等，在部分患儿那里也确实发现了一些差异，但这些异常并无明显的特异性，且并非所有多动症儿童都出现异常。因此，仅仅靠血、尿等生化检查是不能诊断多动症的，但这对于研究多动症的病因、发病机理及鉴别诊断还是具有一定的意义。近年来，有学者还通过检查血液中振奋剂的含量与药物疗效的关系来指导用药，特别是对药物疗效不佳的患儿还是具有一定意义的。

儿童多动症的校对试验

儿童多动症校对试验也是一种测试注意力的心理测试方法，可用于学校的筛查。其方法简介如下。

预先印制"测试手册"，每册12页，每页印有15行数字，每行9个数。行与行之间、字与字之间，都有一定的距离。数字有0、2、3、4、5、6、7、8

这8个，出现规律按随机原则。测试时，被测试儿童每人一桌，备有铅笔和橡皮，老师坐在教室里旁观，不作提示或反复。由检查者通过电脑播放测试方法和规定，然后用较为单调的声音逐页、逐行、逐字地读念，大约以每秒钟一个字的速度。每页约念2.5分钟，共念10页，历时25分钟，最后2页不念，以免使受试儿童产生"即将结束，可草率从事"的想法而影响结果。所念读的内容与印刷的内容并不完全一致：每页各有10个数字不同，随机地散布在各行。要求被试儿童按所念数字校对印刷的数字，如发现不同，便用铅笔画出。测试后，分别核点漏画和错画的字数，予以计分：凡漏画者，第1页、第2页每字1分，第3页~第6页每字0.5分，第7页~第10页每字0.25分。凡错画者，不论何页，均算1/6分。合计总分，7分以上称之阳性。

校对测试手册

一、7、0、3、2、8、4、5、5、0

二、0、4、3、8、6、6、7、0、2

三、4、3、2、6、7、7、8、8、6

四、3、2、6、5、5、8、0、4、4

五、2、5、6、6、7、8、0、4、3

六、8、4、5、7、4、2、3、7、5

七、6、2、4、3、8、6、8、0、2

八、2、0、5、0、4、3、6、0、5

九、7、3、4、6、8、7、4、0、6

十、8、6、4、2、7、5、4、3、6

十一、4、7、3、7、8、4、3、2、4

十二、5、4、7、8、5、4、4、3、2

十三、3、0、5、6、0、3、7、4、6

十四、4、3、0、6、8、7、0、4、3

十五、2、2、6、8、7、4、3、8、8

以此方法测定儿童在聆听时的注意是否集中，比较符合学生上课时的实际情况。因为老师讲课所用的语调较平淡，内容乏味，历时又长，更能反映受试儿童注意力的持久与智力高低无明显关系，而且更适用于众多儿童的普查。

另有一种消数试验，与此测试方法相类似。用一张0～9数字排列不齐的数字表，要求儿童在规定时间内把其中某一个或两个数字画出，如画出3或画出3、9。多动症儿童由于注意力不集中常有漏画或错画现象。

诊断多动症的几个常见问题

Q1 能不能用学习成绩来评定多动症?

多动症儿童常常学习困难，成绩差，因此有人说"学习成绩好的儿童就没有多动症"，其实这句话是不对的。

一个学生学习成绩的好坏与许多因素有关，尤其是智力因素和教育方法等，因此不能单从学习成绩来评价多动症。

▲ 多动症的程度。多动症儿童由于注意力不集中、多动、冲动及认知功能差等多种原因，使得学习困难、学习成绩差。但如果多动症的程度比较轻，对他的学习影响相对较小，学习成绩不一定差。

▲ 课程内容的难易。一般上小学一、二年级时，所学的内容比较少且比较浅，多动症儿童并无学习困难，学习成绩也不一定差，甚至可能名列前茅；随着升入高年级，学习程度加深，孩子的学习困难逐渐出现，成绩开始波动，以后成绩每况愈下，甚至留级。

▲ **教育方法**。教育方法的不同，对学习成绩影响也很大。如果教师工作认真、教学方法好，讲课形象生动，效果好，再加上家长抓得紧，或请家教辅导，多动症孩子的成绩也可能不差。

▲ **智商的高低**。如果多动症儿童的智商很高，很聪明，他的学习成绩并不一定差，甚至还可能很好。当然，如果没有多动症，他的学习成绩可能会更好。

▲ **个人兴趣**。有些学生并没有多动症，但他们的学习目的性不明确，对学习没有兴趣，而热衷于其他活动，学习成绩也好不了。

Q2 电子游戏玩得好的儿童就不是多动症吗?

有人说"玩电子游戏需要注意力集中，因此如果孩子游戏打得好就肯定不是多动症"。人的注意可分为主动注意和被动注意，多动症儿童主要是主动注意减弱，而被动注意则相对增强。由于游戏大多具有惊险、刺激、有趣等特点，而且游戏画面经常变换，根本不需要注意于某一点，主动注意弱、被动注意强的儿童常被游戏的这些特点吸引。因此，打游戏只能是一种被动注意，虽然他的游戏打得好，但他的主动注意仍然弱，当需要专注去听课、做作业等主动注意时，多动症儿童就难以思想集中，学习成绩也不可能好。

同样，遇到有趣的动画片、电影等，多动症的孩子也能集中注意力，因为这些都需要被动注意。不过，如果多动症的病情程度比较严重，即使只需要被动注意的打游戏、看喜欢的动画片等，多动症儿童也很难集中注意力。

Q3 能不能用药物来诊断多动症?

有人认为可利用儿童服用利他林后其症状是否减轻来诊断多动症。如果服药后症状明显好转，则考虑诊断为多动症，如果症状改善不明显或加重，就不是多动症。

　　实践证明，这种方法只能作为参考，而不能作为诊断的方法。由于每个人对利他林的反应差异很大，有的人服药后效果很好，而10%～20%的患儿服用此药物后症状改善不明显，甚至症状还有可能加重，因此这部分患儿就不能据此诊断，否则容易造成漏诊。相反，正常儿童在服用振奋剂后也可能出现活动减少、注意力增强等现象，如果依服药后症状的改善与否来诊断多动症，就有可能造成误诊。

第六章

儿童多动症的真假区别

·

　　多动症的表现缺乏特异性，许多疾病都会出现多动症样的症状，如智力低下、学习困难、抽动症、孤独症、精神分裂症等，均可出现注意分散、活动过多、情绪多变、成绩下降等，有时简直和多动症真假难分。尤其顽皮儿童更易与多动症儿童混淆。约60%的多动症儿童有学习困难，40%学习困难儿童有多动症，真真假假的多动症，要注意区别。

儿童多动症的鉴别诊断

儿童多动症常常合并许多其他心理行为障碍，这些心理行为障碍和另外一些内脏器质性疾病也都可引起儿童的多动和注意障碍，这些表现容易与多动症相混淆。因此在临床上诊断多动症时，应注意与这些疾病相区别。

常见的应与多动症相区别的疾病如下。

◆ 正常儿童的多动（与年龄适应的多动，正常顽皮儿童）。

◆ 精神发育迟滞（智力低下）。

◆ 抽动秽语综合征。

◆ 学习困难，语言障碍。

◆ 孤独症。

◆ 其他精神障碍（精神分裂症、适应障碍、行为障碍、焦虑症、抑郁症、强迫症等）。

◆ 小舞蹈症。

◆ 感觉器官疾病（尤其是听力、视力障碍）。

◆ 癫痫。

◆ 微量元素铁、锌等缺乏，铅中毒及代谢疾病所致的多动和注意障碍。

◆ 环境和家庭问题：不良或杂乱的外部环境、家庭环境（父母无职业、贫困、疾病、酗酒、单亲家庭、家庭成员行为不良等），无效的教养（父母对孩子期望过高或不切实际，不良的教育方法，不协调或无效的训练等）所引起的行为异常。

多动症儿童与正常顽皮儿童的鉴别

活泼好动是儿童的天性，尤以男孩比较多见。正常顽皮的儿童（与年龄相适应的多动）常表现为活泼、好动、调皮、贪玩、好奇心强等，也有主动注意力的分散，因而很容易与多动症混淆，家长要仔细观察其行为特征并进行鉴别。

正常顽皮儿童的多动多出于某种动机，欲达到某个目的，因而其行为动作多呈"有始有终"，是一个完整系统的活动过程。如正常顽皮儿童为了表现自己而不举手就抢先回答老师的问题；向周围同学借橡皮用后能及时归还，还会说声"谢谢"；看有趣的电视节目不但自己能全神贯注，还不许旁人叽叽喳喳，显示其有良好的自控能力和动作的完整性。而多动症儿童的多动行为多无目的性，动作杂乱无章，有始无终，并不停地变换花样。如在课堂上一会儿用铅笔、小刀在书桌上乱刻乱画，一会儿又玩文具、咬指甲，或者做鬼脸逗周围同学发笑，甚至在老师讲课时会突然插话、敲桌子、吹口哨，或离开座位在教室里走动，全然不顾应遵守的课堂纪律和对周围同学的干扰，显示出自我控制能力差。

正常顽皮儿童在某些特定的环境和条件下能自我约束、自我控制，他们的多动常常表现在课间或操场上，而在教室里大多能安静地听课；而多动症儿童则不分场合，在上课时表现得更为明显。又如正常顽皮的孩子在有外宾或外校老师教学观摩时，大多能遵守课堂纪律、安静听课，而多动症儿童即使被安排在教室前排就座，也会不停地扭动身体，做小动作，招惹是非。正常顽皮儿童在参加集体活动、做游戏时都能依次等候，对有危险性的游乐活动有一定的自我保护意识，不会惹是生非；多动症儿童则难以规范自己的行为，在校喜欢招惹是非、欺负小同学、女同学，甚至打架斗殴，参加游乐活动常抢先插队，喜欢爬高、翻越各种栏杆，甚至在行驶的汽车前突然穿越马路，不会游泳也突然下水等，因而其行为常带有危险性和破坏性，易发生意外事故。

正常顽皮儿童不伴有情感和行为异常。他们的不良行为经家长和老师的教育诱导，多能得到有效的控制，或要隔相当一段时间才会重犯。而多动症儿童由于注意障碍，活动过多，冲动任性，学习成绩下降，因而常遭受老师的批评、同学的讥讽鄙视和家长的训斥打骂。但由于自控能力差，他们对来自老师、家长的批评教育，会出现当面承认错误，可事隔不久又会出现旧病复发以至屡教屡犯的情况，从而遭到老师、父母更严厉的批评和惩处，使得他们的自尊心受到伤害，情感更加脆弱，因而容易出现退缩、回避、幻想、孤独、过度补偿、掩饰和否认等行为和情绪异常，这在正常顽皮儿童身上一般是不存在的。

多动症儿童与听力、视力障碍引起多动的儿童的鉴别

各种原因引起的中枢性或外周性耳疾，如神经性耳聋、中耳炎、耳耵聍堵塞等导致部分或完全性耳聋的儿童，由于不能接受外界的相关刺激，可出现注意力不集中、多动、自控能力差等症状。各种原因引起的视力障碍，如近视、弱视、视网膜病变等，儿童由于学习时受视力下降的影响，不能很好地接受外界的相关刺激，因此也容易出现多动症的症状。听力、视力障碍引起的多动与多动症的鉴别要点如下。

▲儿童听力、视力障碍引起的注意力不集中、多动等症状多起始于患了耳疾、眼疾以后；而多动症儿童的症状常在6岁以前就已出现，上学后更加明显。

▲听力、视力障碍儿童冲动任性和情绪异常等较少见，一般多动症的症状也较多动症儿童轻。

▲听力障碍儿童的听力检测和脑干听觉诱发电位检查常有明显异常，视

力障碍儿童的常规视觉诱发电位检查（P100）常出现明显异常，而多动症儿童的这些检查大多无明显异常。

▲ 耳疾治愈之后，听力障碍引起的注意力不集中、多动等症状一般也能逐渐减轻或消失。由眼疾引起的视力障碍在矫治改善以后，多动等症状一般也能逐渐减轻或消失。而多动症儿童的症状如未经治疗，则会长期存在。

▲ 大部分多动症儿童服用精神振奋剂后症状有明显改善，但听力、视力障碍儿童改善不明显。

多动症儿童与智能低下儿童的鉴别

智能低下又称精神发育迟滞，主要是指患儿的智能水平显著低于同龄儿童，智商常低于70，同时又伴有社会适应能力差。多动症儿童由于多动、注意力不集中，不能专心学习，学习成绩明显落后。另外，由于自制能力差，冲动任性、情绪障碍，因而其在知识的接受和理解能力上，在学习方法、学习技能上也显得"笨拙"，易被误认为智能低下，甚至被送入特殊学校去学习。

如何鉴别多动症和智能低下儿童，家长应从以下几方面考虑。

▲ 从学习成绩上看。多动症儿童的学习成绩变化有两个特点，第一是随着年龄增长升入高年级，成绩逐步下降。这是由于小学一、二年级的学习内容简单，只要稍加专注就能够接受掌握，所以学习成绩下降并不明显，也不易引起家长和老师的重视。当升入高年级后，学习内容增多，难度加大，如果注意力仍然不集中，不能专心学习，成绩自然就下降了。第二是学习成绩不稳定，波动性大。由于多动症儿童大多智能水平并不低，有的天赋还相当高，因此尽管上课注意力不集中，学习成绩不良，但只要家长和老师加强督促帮助，成绩就会提高，可一放松，成绩马上又会下降，造成成绩高低相差悬殊，前后判若

两人。这种学习成绩的波动性在低年级多动症儿童中更明显。智能低下儿童则由于接受、理解能力差，学习成绩始终难以提高，即使在严格的督促辅导帮助下，成绩提高的幅度也不会太大，甚至无效。

▲ 从社会适应能力上看。多动症儿童除了学习困难外，在游戏活动、社交、购物、劳动等方面都可能是能手。而智力低下儿童多伴有社会适应能力的缺陷，他们不会或不善于与同学交往，动作呆板幼稚，并可有语言和情感障碍，严重者生活难以自理。

▲ 从智能测试结果看。多动症儿童的智商大多正常或偏低，而智力低下儿童的智商大多低于70。

▲ 从客观检查上看。多动症儿童的体格检查和辅助检查均无明显的病理改变。而智能低下的儿童可能有程度不同的神经系统体征，头颅X线或CT检查，可能有脑室扩大、脑萎缩等脑发育不全的改变。

▲ 从治疗反应上看。用利他林、匹莫林等精神兴奋剂治疗，多动症儿童症状能明显改善，学习成绩提高。而智力低下的儿童只会变得安静一点儿，注意力稍微集中，但学习成绩仍难以提高。

儿童多动症与儿童抽动症的鉴别

抽动症又称抽动秽语综合征或日勒德拉图雷特（Tourette）综合征，儿童除了抽动的症状外，常有注意力不集中和冲动行为等，并导致学习成绩下降。但抽动症有其独特的临床症状，主要表现为，不自主的、反复快速的肌肉抽动和发声抽动，并可伴有强迫性动作和思维行为障碍。其临床特征如下。

▲ 抽动的多样性。为不自主的一组或多组肌肉突然、短暂、快速、重复的抽动，可为频繁的瞬目、挤眉、吸鼻、撇嘴、伸舌、点头等，随着病情进

展，抽动逐渐多样化，可轮替出现耸肩、扭颈、摇头、挺腹、踢腿等，抽动同时或相继出现异常的喉部发声，如"亢亢""格格"音、犬吠声或出现秽语。

▲ **发作的波动性。**抽动常在情绪紧张、焦虑、兴奋激动和疾病后明显，注意力集中时可自行控制片刻，入睡后抽动消失。抽动可有高峰和缓解期交替出现的现象。

▲ **慢性反复性。**抽动症通常在3～15岁发病，病程可达3个月～10年，部分患者若干年后可自行消失，但在环境、心理等多种因素影响下易波动反复。

▲ **治疗有效性。**抽动症应用氟哌啶醇和（或）泰必利等，再配合心理治疗，儿童的抽动症状大多能得到有效控制。

根据以上特点来判断，儿童抽动症与儿童多动症是不难区分的，但应注意的是，抽动症儿童常常合并有多动症。

儿童多动症与儿童学习困难的鉴别

儿童学习困难是指有学习机会的学龄儿童，由于学习能力障碍，导致学习成绩明显落后于同龄儿童的现象，儿童并无智能方面的缺陷，也不是由于社会情感紊乱、文化教育落后造成的学习障碍。其一般表现为听、说、读、写、记忆、推理计算、理解抽象概念等方面的困难，并由此导致注意力不集中、情绪不稳定、自我控制能力差等表现，因而须与多动症相鉴别。下列几点有助于家长进行鉴别。

▲ 学习困难儿童的症状较固定，无反复波动的倾向。如阅读困难的儿童，其症状可持续至成年，以致对择业、社会关系和精神卫生等方面产生消极影响。而多动症儿童是由于过度活动、注意力不集中而影响学习效果，对他们进行心理行为和药物治疗后，其学习成绩多能明显提高，学习效果的好坏可以

相差非常悬殊。而学习困难儿童的症状改善较缓慢，不会出现学习成绩大起大落的变化，尤其是由遗传因素引起学习困难的儿童，学习困难症状出现得早，学习成绩会明显落后于同龄儿童。

▲学习困难儿童的学习技能低下与其智能潜力存在明显差距，出现"成绩与智能分离现象"，即学习技能上表现出某一种或广泛的学习障碍，其学习成效低下，而智能水平正常或仅稍低于同龄儿童。

▲学习困难儿童的多动、冲动任性和行为情绪异常症状，较多动症儿童轻或少见。

但需要注意的是，儿童多动症与学习困难常常可以并存。约有60%的多动症儿童存在学习问题（并非均为学习困难），有近40%的学习困难儿童可合并多动症。只要符合诊断标准，两者可以同时诊断。

儿童多动症与儿童情绪障碍的鉴别

近年来，儿童情绪障碍的发病率逐渐上升，如抑郁症、焦虑症及躁狂症等。儿童情绪障碍也常出现与多动症相似的症状，有注意力不集中、多动、冲动等行为异常，容易与多动症相混淆，应注意鉴别。

儿童焦虑症是一种情绪障碍性疾病，主要症状是发作性紧张，莫名恐惧不安和自主神经功能的异常。学龄期儿童因焦虑不安而常拒绝上学，即使勉强到校也很少与老师和同学交往，上课注意力不集中，小动作多，学习成绩差。其与多动症的鉴别要点如下。

▲焦虑症儿童多有夜眠不安、搓手顿足、唉声叹气、恐慌不安等情绪障碍。

▲由于紧张恐惧，焦虑症儿童常伴有交感、副交感神经兴奋症状，表现

有呼吸急促、胸闷、心慌、头晕、头昏、头痛、出汗、恶心、呕吐、腹泻、便秘、尿频、失眠、多梦、口干、四肢发冷等症状，而这些症状并非由于器质性疾病所引起。

抑郁症儿童在临床表现上具有较多的隐匿症状、恐惧和行为异常。由于患儿认知水平有限，因此不像成人抑郁症病人那样能产生如罪恶感、自责等情感体验。抑郁症儿童突出的问题是思维能力下降、自我评价低、记忆力减退、自责、对学习和班级组织的各种活动不感兴趣、易激惹，可以出现自杀念头或行为，常有睡眠障碍，部分患儿有攻击性和破坏性行为。

躁狂症儿童主要表现为情感高涨、思维奔逸、意志行为活动增强的"三高"症状。患儿精力充沛，联想加速，意念飘忽，兴高采烈，自我感觉良好，有夸大观念，终日忙乱，不知疲倦，话多，易受环境影响而分散注意，好管闲事，易激惹，好吵闹、打架，行为冲动，惹是生非，出现幻觉等。

根据儿童躁狂症的临床表现，与儿童多动症相鉴别并不难。多动症儿童服用振奋剂效果好，而躁狂症儿童服用振奋剂效果不好，用抗躁狂药如碳酸锂等可取得良好的疗效。

儿童单纯情绪障碍易与多动症相鉴别，但多动症儿童往往合并有情绪障碍，家长应予以注意。

儿童多动症与儿童品行障碍的鉴别

品行障碍是指少年儿童反复持续出现的攻击性和反社会性行为，他们违反社会规范和道德准则。这是一个相对独立的精神疾病，包括违抗与不服从、故意破坏行为、说谎、偷窃、欺诈、逃学、离家出走、虐待动物和性虐待等异常行为，如果程度严重，常常会导致少年犯罪。品行障碍的儿童常具有以下几个特征：

◆ 反复持续出现；
◆ 在严重程度的持续时间上超过儿童所允许的变化范围；
◆ 适应社会环境困难；
◆ 并非由于躯体疾病或精神疾病所引起；
◆ 与家庭教育、社会环境有密切关系。

多动症儿童由于多动、冲动任性、不遵守纪律或伴有说谎、逃学等症状，容易被诊断为品行障碍。二者的鉴别要点是通过振奋剂治疗后，多动症儿童的异常行为可以得到明显控制。但当多动症的异常行为已成为必须处理的主要症状时，可以做出多动症和品行障碍的双重诊断。约有68%的品行障碍儿童同时有多动症的症状，约20%的多动症儿童可伴有品行障碍。

儿童多动症与儿童精神分裂症的鉴别

儿童精神分裂症多在学龄期发病，年龄越小，发病率越低，男女之比为2～3：1。儿童精神分裂症的早期症状可有性格改变，如任性执拗、怪僻自卑、被动懒散等；行为问题，如惹是生非、恶作剧、调皮捣蛋、不守纪律、不服管教、破坏伤人及说谎逃学等；神经性症状，如注意力不集中、记忆力减退、睡眠障碍、学习成绩下降等。这些症状易被误认为儿童多动症。但儿童精神分裂症和多动症是迥然不同的两种疾病，应注意鉴别。

▲ 情感淡漠或自发性情绪波动是儿童精神分裂症特征性症状，表现为对父母冷漠，对朋友不亲，对既往心爱的玩具变得不感兴趣，对任何事物和活动均漠不关心，精神活动与环境脱离，有无端的恐惧感、情绪紧张、意志消退、

生活懒散，严重时生活不能自理。这些症状在多动症儿童那里是不存在的。

▲ 儿童精神分裂症常有思维障碍，思维情感和行为反应与环境不协调，主要表现为思维贫乏、思维荒谬离奇、逻辑倒错、联想散漫及思维破裂等。而多动症儿童大多思维敏捷，情感行为与环境协调一致。

▲ 年长儿童的精神分裂症还可有妄想症状，即病态的信念或判断推理，不能被摆事实、讲道理的方法纠正。如认为自己不是父母亲生的子女，老师同学都在讥笑自己——关系妄想，有人要谋害自己——迫害妄想，还有夸大、罪恶、疑病妄想等。多动症儿童是不会出现这些症状的。

▲ 约有三分之一以上的精神分裂症儿童有感觉、知觉障碍，如看见鬼怪——幻觉，听见有人在骂自己——幻听，觉得自己头变大了——知觉障碍等。

▲ 精神分裂症儿童有36%～64%的家庭有阳性精神病家族史。

根据以上特点，儿童多动症与儿童精神分裂症区别并不难。如二者确实难以区分时，需在严密观察下试用中枢振奋剂，多动症儿童服用后症状会迅速得到控制和改善，而精神分裂症儿童服用后症状会明显加重。

儿童多动症与儿童孤独症的鉴别

孤独症儿童常有活动过多，坐立不安，东张西望，注意力不集中及各种刻板古怪的动作，应注意与多动症儿童鉴别。

孤独症儿童的患病率远比多动症儿童少，一万名儿童中仅两三名；而多动症儿童的患病率可达3%～5%。

孤独症儿童多有社会交往障碍，他们不与周围小朋友往来，更谈不上建立友谊；而多动症儿童在社交方面多无障碍，有的还是社交能手。

孤独症儿童多有语言发育的延迟和语言交流障碍，他们不会主动与人交谈，不能维持或提出话题，或不顾别人的反应而反复纠缠同一话题，或自言自语、自得其乐，而且常有语言、语调、语速、语言节律及轻重等方面的异常，这在多动症儿童身上一般是不存在的。

孤独症儿童兴趣狭窄，常有坚持同一格式性的强迫动作和不寻常的依恋行为，如喜欢反复摸光滑的地面，吃饭总要坐在固定的位置，无法克制地去触摸或嗅闻一些物体等，这在多动症儿童那里不会出现。

此外，可有75%的孤独症儿童伴有智能和认知障碍，严重者可发展为精神障碍。

儿童多动症与儿童其他躯体疾病的鉴别

癫痫、甲状腺功能亢进、贫血及肝豆状核变性等躯体疾病，有时也会出现多动、注意力不集中及冲动等表现，易和多动症相混淆，应注意鉴别。

癫痫临床上主要表现为发作性的神志不清，全身或局部、复杂或单纯性的抽搐或精神运动障碍等，也常导致行为问题和适应不良，出现活动过度、注意力不集中、动作缓慢而不协调、学习障碍，有的还会出现攻击行为，因而需注意与儿童多动症相鉴别。

但癫痫儿童多有抽搐发作史，发作具有突发性、反复性和一致性，每次发作形式均相似，多有神志改变，病史较长，脑电图检查可有各种癫痫波形出现，服用抗癫痫药物多能控制发作。有的患儿是在服用抗癫痫药物之后逐渐出现多动症状的，如果此时服用精神振奋剂，有诱发癫痫发作的可能。

甲状腺功能亢进简称"甲亢"，大多数在青春期发病，女性多见。初发时症状不明显，常先呈现情绪不稳定、易激动、兴奋、多动和注意力不集中等行为表现，易于和多动症相混淆。这两者主要鉴别点如下。

▲甲亢儿童除了有行为异常外，还有食欲增加、怕热多汗、易于疲乏和体重下降等症状。

▲甲亢儿童体检都有不同程度的甲状腺肿大，左右对称，部分患儿有轻度眼球凸出。另外还有心悸、心率增快、血压增高、脉压差大、心脏杂音等。而多动症儿童一般体检无这些异常。

▲甲亢儿童血清甲状腺素T3、T4增高，TSH降低，而多动症儿童这些检查正常。

▲多动症儿童服用中枢振奋剂疗效好，而甲亢儿童服用甲状腺素能缓解症状。

儿童贫血时，常表现为皮肤黏膜苍白，以口唇、眼睑及甲床最明显，易疲乏无力、不爱活动，还有头昏、耳鸣等现象。贫血严重时对神经系统也有影响，儿童常出现烦躁不安、多动、思想不集中及记忆力减退等现象，长期贫血还影响儿童的智力，使得儿童的学习成绩差。

当贫血儿童出现神经精神方面的变化时，容易被误诊为多动症。但通过对儿童进行体格检查，并查血常规、血清铁及总铁结合力等实验室检查，还是很容易与多动症相鉴别的。

肝豆状核变性又称威尔逊（Wilson）氏病，是一种遗传性铜代谢异常疾病，多见于7～12岁儿童。其临床主要表现为肝脏功能障碍的症状，但约有20%的患儿以神经精神症状为首发症状，出现一些行为异常表现，须与多动症相鉴别。

▲肝豆状核变性儿童出现行为异常的同时，常伴有神经系统异常的症状，如肌张力改变、肢体震颤、步态异常等。患儿大多有食欲异常、疲乏、嗜睡等症状。

▲肝豆状核变性儿童肝脏功能常有异常，出现腹痛、黄疸、肝脏肿大等，血清肝功能检查异常。另外，体检还可发现角膜有K-F环、贫血及骨骼畸形等。

▲肝豆状核变性儿童的血清铜蓝蛋白降低，非铜蓝蛋白的铜增多，尿铜增多，而多动症儿童检查无铜代谢异常的指标。

▲多动症儿童服用中枢振奋剂疗效好，而肝豆状核变性儿童服用青霉胺能缓解症状。

根据以上几点，多动症儿童与肝豆状核变性儿童不难鉴别。

第七章

儿童多动症的早期预防

儿童多动是一个慢性过程，可从婴儿时期就有所表现，但不容易辨识，没有引起家长的注意；有的也发现孩子与正常儿童不一样，但因孩子还小，没有引起足够的重视。医生对多动症的认识也不统一，容易发生延误诊断和治疗的现象，甚至造成不良后果，遗憾终身。其实，多动症是完全可以治疗的疾病，关键在于早发现、早诊断、早干预、早治疗。

儿童多动症的早期发现

　　儿童多动症什么时候开始发病是一个非常难以确定的问题。一般认为，多动症儿童到医院看病时，往往症状已比较明显，发病已经有一段时间，家长无法确切说出起病的时日。有的儿童可能出生时就有所表现，有的在入学前可能已经被家长发现，但由于孩子年龄比较小，家长常常认为小孩小，不懂事，顽皮好动是孩子的天性，是正常现象，大了自然会改变的，不需要看病治疗。因此，幼儿时期的多动症往往被忽视或延误，没有及时发现、及时诊断，更谈不上治疗。

　　多动症在幼年时期就有所表现，一些细心的母亲可能很早就发现自己的孩子与别的孩子不一样，并且也去找医生询问。但由于缺乏诊断标准和经验，家长往往得不到明确的意见和处理方法，只能等到上学以后才开始治疗。如果多动症能早期发现、早期诊断、早期干预，就有可能早期治愈，或防止多动症的发展。

　　有关儿童多动症的早期表现可以参考"多动症的发生年龄和特点"一节，现提出以下几点供家长参考。

　　▲活动过多，动个不停。孩子在婴儿时期就特别多动，在床上手脚总是动个不停，全身扭动，一刻不息，抱在怀里也不肯安静片刻，东张西望，总是想往外面跑。到幼儿园也是东跑西走，忙个不停，一天活动的时间比安静的时间多。

　　▲注意力不易集中，容易分心。孩子从小就缺乏注意力，不肯听母亲讲故事，不听老师讲话，看图画书、做游戏也没有耐心，容易被各种刺激所吸引而分心，不能自始至终独立完成一件事。

　　▲兴奋激动，容易激惹。孩子从小比较兴奋，常常无端哭闹，睡眠不安，容易惊跳，夜间哭吵或夜啼，稍受刺激就吵闹不休。大人有时都不知道孩

子究竟为什么烦躁不安，总觉得孩子难带养。

▲**冲动任性，不听劝告。**孩子平时容易冲动，缺乏耐心，不受约束，凭自己的兴趣行事，想干什么就干什么。不肯听大人的话，不听别人的劝导，自行其是，在幼儿园也不按老师的指导去做，不受老师和小朋友的欢迎。

▲**惹恼别的小朋友。**孩子在幼儿园里，常常要惹恼其他小朋友，把别的小朋友的玩具占为己有，或惹小朋友哭，相互争抢东西，吵吵闹闹，弄得全班孩子不得安宁。

▲**坐立不安，不肯静坐。**孩子在家里不肯静坐片刻，连吃饭也不安静，到处乱走，大人拿着饭碗跟在后面追着喂，一顿饭要吃很长时间。在幼儿园也不能静心听老师讲故事，在座位上不停扭动，有时在室内乱走，全然不顾老师的警告。

▲**情绪容易变动，喜怒无常。**孩子从小情绪就很不稳定，稍有不高兴就哭哭啼啼，稍有点儿开心就大笑不止，一天内情绪变化无常，家长和老师都没有办法加以控制，不能与小朋友平静相处。

▲**好发脾气，突然发怒。**从小就好发脾气，为一点儿小事就大发脾气，乱丢东西，破坏玩具或赖地不起，手足乱蹬，不达目的绝不罢休。有时可以无缘无故突然发怒，打父母或班里的小朋友。

▲**无端吵闹，经常话多。**平时可以毫无原因吵闹不安，与父母或老人无理纠缠，特别是对宠爱他的人常常提出一些无理要求，要了这样又要那样。经常话多，在幼儿园里特别喜欢说话，老师说一句，他就会插嘴说上好几句。在家里也喜欢与父母说话，但话语比较凌乱，缺乏逻辑性。

▲**没有规矩，不知危险。**对一些简单的规矩不能遵守，如吃饭不坐好、随便乱说话，游戏不能按规则，不能静候上场玩，上课不听老师讲，随便乱走动。在游戏场上乱跑乱跳，爬高跳跃，在马路上乱穿乱跑，不知危险，不怕受伤，经常发生皮破血流的事情，但不吸取教训。

▲**不肯看书，喜欢看电视。**从小不能安静坐着看图画书，经常把新书撕

烂或到处乱扔。对活动的彩色画面很喜欢观看，可以专心看较长时间。喜欢看打打闹闹的电视节目、电影，高兴时自己也学着电视里的动作，四肢舞动，比画几下。

▲ **学习不良，记忆力差。**从小不肯学习，不愿意按大人的教导去做，听故事、上课不能静静地听，简单的数字也记不住或记了就忘，学习成绩比一般同龄小朋友差。回家父母问他在幼儿园学了些什么，总是一问三不知，或所答非所问。

以上12条如有7条以上，可考虑有幼儿多动症的可能，家长应及时进行干预或找医生进一步诊治。

促进神经发育

有人认为，多动症是神经系统发育不成熟的表现，注意力不集中、多动冲动、喜怒无常等就是神经精神发育幼稚的表现，是引起多动障碍的因素之一。有人对早产低体重儿进行调查，发现其多动症发生率比一般正常儿童高，认知的发育也比较晚，支持神经系统发育不成熟的说法。美国哈佛医学院有一项研究指出，低出生体重是注意缺陷多动障碍的独立危险因素，在美国全部多动症病例中，有此危险因素者约占13.8%。这项研究是在252例多动症儿童及其父母和231例非多动症儿童及其父母中对照进行的。结果显示，多动症儿童出生体重低于2500克者是对照组的3.1倍，排除了可能的混淆因素后，低体重与多动症仍有相关性。

精神发育迟缓可能也是多动症的一个诱因，促进神经系统发育对预防多动症的发生有一定意义。孕妇在妊娠期保证充足的营养，促进胎儿的健康发育，可以防止低体重儿的出生。在婴儿大脑发育最旺盛时期，补充足够的营养素包括蛋白质、维生素、微量元素等，保证大脑的发育和成熟，对减少多动症的发生也可能起一定作用。

改善家庭环境

家庭环境中的许多不良因素是造成多动症的重要因素。有些环境因素是一时无法改变的，有些是可以改善的，有些是可以避免的，应根据不同情况分别对待。

▲ **对单亲孩子的培养**。一些单亲家庭的孩子从小缺乏温暖和关怀，行为比较放任；或家长对子女期望很高，宠爱有加，把自己的一切希望都寄托在孩子身上，可能造成孩子以自我为中心，缺乏自我控制、自我约束的能力。家长对单亲的孩子应该给予更多的关爱和温暖，但不能溺爱，要培养他们好学上进、不怕吃苦、自强努力的良好品质。

▲ **提高父母的文化水平**。有些父母文化水平较低的家庭，更应关心孩子的成长发育，尽可能提高自己的文化水平，并关心孩子的文化学习，使孩子养成良好的学习习惯。

▲ **不要溺爱子女**。有些家庭对孩子过分溺爱，百依百顺，使孩子习惯于以自我为中心，为所欲为，无拘无束。家长必须改变教育子女的方法，不能对孩子有求必应，要教育他们讲道理、守纪律，培养他们克服困难的勇气。

▲ **父母要以身作则**。父母要在孩子身上多花时间，不要只顾自己玩手机、看电视，要严格限制孩子看电视、玩手机的时间。但在完成作业的前提下，也要允许孩子有一定的玩乐时间。

▲ **放弃〝棍棒教育〞**。家长要彻底放弃"棍棒教育"的理念，不能狠打、毒打和死打孩子，要摆事实、讲道理，使他们真正认识到自己的错误，自

觉进行改正。

▲ **创造良好的学习环境**。家长要尽可能保持家庭环境安静，减少对孩子学习的干扰，以便让孩子能安静学习，防止分心。必要时，父母可以暂时停止看电视或其他娱乐活动，也可以帮助、督促孩子一起完成作业。

▲ **父母要改变不良习惯**。吸烟和酗酒是不良习惯，对身体、学习和工作有百害而无一利。家长要以身作则，不要吸烟，不可酗酒，同时禁止孩子吸烟、酗酒，严禁与毒品接触，保证孩子有良好的生活、学习环境，使孩子有旺盛的精力投入学习。

防止工业污染

有些家长提出这样的问题，为什么以前没有听说过多动症，现在多动症这么多？

关于多动症是否比以前多了，没有确切的数据可以对比，但有一点是可以肯定的，那就是引起多动症的危险因素确实是增加了。例如，在马路上行驶的汽车增加了很多，其对空气造成的污染可想而知；电脑游戏的普及把一些青少年的注意力和兴趣吸引到永不停止的游戏那里，他们就没有兴趣学习了；食品制造业的发展使食物中的添加物质增多，包括防腐剂、添加剂、色素、香料、调味品等物质，都可能对身体产生影响。其中工业污染对人类的影响是比较突出的问题，尤以铅的污染对人体影响最大。

铅对人体的危害是明显的，铅中毒可以引起注意力不集中、多动、冲动任性、学习困难、脾气不好、记忆力差、生长发育迟缓、免疫力下降、容易感冒、贫血、腹痛等。要防止铅对人体的危害，重点是家长做好预防工作，主要是切断铅的污染源，学习有关知识，养成良好卫生习惯，掌握正确育儿方法，避免儿童与铅接触，把铅对人体的危害减少到最低程度。

▲ **学习有关知识。**铅对人体的危害是一个慢性积累的过程。据有关部门报道，近年来儿童的血铅水平已有下降，90%以上孩子的血铅水平都很正常，家长不必"谈铅色变"，更不要盲目排铅。一旦确诊有铅中毒现象，必须去有条件的正规医院检查、治疗，不要去无证的个体单位检查、买药，以免延误病情。排铅不是服用几瓶保健品就可以解决的，关键是要切断污染源，消除铅中毒的危险因素，做好预防保健工作。

▲ **养成良好的卫生习惯。**预防铅污染要从培养良好卫生习惯做起。家长要经常用湿布擦室内家具，清除灰尘，保持玩具、文具的清洁，平时空气要流通，食物和餐具应加罩防尘等；孩子要勤洗手，不咬指甲，特别要养成饭前洗手的习惯；注意饮食卫生，少吃喝容易含铅的食品、饮料；从事有铅污染工作的人员，如油漆工、交警、印刷工、建筑工、清洁工等人员，回家前应换衣、洗手、洗澡等，不要把污染源带回家。

▲ **掌握正确的育儿方法。**家长不要带孩子到马路边长时间玩耍；每天早晨拧开水龙头，刚流出来的自来水不要饮用，可以作为清洁用水；不让孩子玩含铅的油漆玩具等。家长平时给孩子多补充一些含钙、铁、锌丰富的食物，包括乳制品，豆制品，瘦肉，动物肝、血，蛋，海产品等。此外，海带、海参、紫菜、葱、麦皮、黑枣、刺梨、乌龙茶、猕猴桃和膳食纤维等均有一定的排铅作用，可选择食用。

补充微量元素

人体内有一些物质含量虽很少，但对机体新陈代谢起着重要作用，包括维生素、微量元素、氨基酸、营养素等。适量补充这些物质，对大脑发育有重要作用，其中铁、锌、碘更为重要。

铁是人体的造血元素，每日需要量为6毫克～16毫克。铁缺乏可引起贫血，造成包括大脑在内的机体各脏器供血、供氧不足，可以影响神经系统的发育。有研究显示，缺铁的儿童智力比正常儿童低，集中注意的能力也比正常儿童低。预防缺铁，治疗贫血，可能对预防多动症有一定作用。家长平时可以多给孩子补充一些含铁丰富的食物，如动物肝、血，肉，蛋，蔬菜等，改变不良的偏食习惯，对多动症的预防可能有一定作用。

锌是人体必需的重要微量元素之一，每日需要量为5毫克～15毫克。锌是多种酶的重要成分，与机体新陈代谢、生长发育、智力发展、营养吸收、食欲增加、伤口愈合等有密切关系。有研究发现，多动症儿童血中锌含量明显低于正常儿童，故认为缺锌与注意涣散、多动冲动有一定关系。缺锌可以引起智力发展迟滞、性发育延缓、生长发育落后、厌食异食、免疫功能低下等。补充适量的锌有利于多动症的预防。应提倡母乳喂养，随孩子年龄的增长，应及时添加含锌丰富的食物，如蛋黄、瘦肉、鱼、动物内脏、豆类及坚果类等，必要时可以补充锌的制剂。

碘是构成甲状腺素的重要微量元素，每日需要量为50微克～100微克。甲状腺素对机体新陈代谢、生长发育、神经系统发展和保持正常精神状态有重要作用。缺碘可以引起生长停滞、智力低下、脑电活动降低、精神发育迟滞等。医学上把碘看成智力元素，缺碘可出现痴呆，婴儿可发生身材矮小、智力落后、语言困难；学龄儿童可出现理解能力、综合反应能力下降，上课注意力不集中，记忆力差，学习困难等。沿海地区一般不会发生缺碘问题，缺碘主要发生在高山地区。一般可以用碘盐预防。

注意饮食卫生

人每天需要营养，营养离不开饮食，饮食不足固然对健康不利，饮食过多或不平衡同样有害。

《中国居民膳食指南（2016）》建议，一个成人每天应吃的食物分为5层，呈塔形排列：第一层为谷薯类食物，每天吃250克~400克；第二层为蔬菜300克~500克，水果200克~350克；第三层为水产品40克~75克，畜禽肉40克~75克，蛋类40克~50克；第四层为奶及奶制品300克，大豆及坚果类25克~35克；第五层为每天盐不超过6克，油25克~30克。儿童可以参照比例应用，做到不挑食，不偏食，粗细、荤素搭配，营养合理，饮食平衡，就能保证健康。

食品并不都是安全的，特别是加工制造食品需要添加一些调味剂、保鲜剂、色素、香料、防腐剂等，这些外加物质吃多了对身体有害，可能影响人的注意、记忆、思维、情感和行为等能力，或引起生理上的疾病，儿童应有限制地食用。

一报告指出，嗜糖之害甚于吸烟，如果让动物习惯性地摄入甜食，就会刺激大脑类阿片物质的产生，使人感到快乐，一旦停止甜食供应，人就容易感到痛苦、烦躁不安，大脑化学物质失去平衡，形同毒品上瘾。

多动症与食物的关系虽然没有定论，但不吃或少吃有害食物，对预防多动症肯定是有益的。特别是油脂类食品摄入过多，可引起肥胖，影响儿童生长发育和引发其他疾病。

不要乱用药物

有一些药物是可以治疗多动症的，但用药的方法、剂量、疗程有严格规定，应该在小儿神经精神科医生的指导下使用，切不可自行乱用。有一些药物可以使多动症加重，应尽量避免使用。

▲ **镇静剂**。对中枢神经系统有明显的抑制作用，使大脑处于安静、欲睡状态，对周围事物失去兴趣，引不起注意。曾经有人试图用镇静剂治疗多动症，结果反而使多动症加重，注意力更加分散。这类药物包括安定、鲁米那等，切不可用。

▲ **抗癫痫药**。对神经细胞有抑制作用，阻止神经细胞异常放电，预防癫痫发作。长期应用可能影响注意力，引起上课思想不集中，容易分心，导致学习成绩下降。临床发现一些长期治疗的癫痫患者，学习效果有下降现象。这类药物包括丙戊酸钠、卡马西平、苯妥英钠等。

▲ **治疗精神病药**。对精神异常兴奋、精神分裂、精神障碍引起的行为紊乱、躁动等有控制作用，可以使多动症加重，不能治疗多动症。这类药物包括氯丙嗪、氯氮平、泰必利、氟哌啶醇等。

▲ **镇痛剂**。主要是强效镇痛剂，抑制中枢神经系统，具有镇痛、镇静、止咳等作用，可以引起头晕、嗜睡、注意涣散等。这类药物包括吗啡、可待因、杜冷丁等。

多动症的学校预防

多动症儿童的学习活动主要是在学校进行的，老师与学生的接触比较密切，观察儿童的行为比较细致，也容易发现问题。在预防儿童多动症方面，学校可以发挥一定的作用。

▲ **及时发现**。有的比较轻的多动症儿童可能在家里表现还可以，看不出有多动症。到了学校上课时注意力不集中，小动作多，还影响别人，老师发现以后往往不以为然，批评几句就算了，并不认为这是多动症的表现。如果老师对多动症有比较深入的认识，就可以及时发现学生的问题，及早进行预防和治疗，取得很好的效果。如果不能及时发现，任其发展，可能延误治疗时机，产生不良后果。

▲ **分别对待**。多动症儿童有注意缺陷，经常多动、学习不好、成绩下降。老师发现以后要采取正确的方法，帮助他们克服困难，加强辅导，不要厌烦他们，更不能对他们怒骂或体罚。他们的学习不好不是老师教育无方，不是家长没有管教，也不是学生有意不想学好，而是由于注意缺陷。老师对待这些学生应该更加关心，区别对待：学业要求可以比正常学生低一点儿，抓基本内容，不要增加额外负担；以鼓励为主，多表扬，少批评，特别是不可当众羞辱他们，维护他们的自尊心，发展他们的学习兴趣。这样可以预防多动症的发展。

▲ **改善环境**。学校要注意改善环境，树立优良的风气，使学校成为教书育人的模范场所。学校应有安静清新的学习环境，周围不能有大量废气排放，不能有各种嘈杂的噪声，在距离学校一定的范围内不应开设网吧等学生不宜的娱乐场所。学校要创造朝气蓬勃、好学上进的学习风气，提倡团结友爱、助人为乐的精神。要及时化解学生与学生之间、学生与老师之间的矛盾，不要把多动症学生孤立起来。要鼓励学习优秀的学生帮助学习差的学生，共同进步。

▲ **注意督促**。多动症儿童缺乏自我管理能力，许多事情需要别人提醒、督促。有的学生可能是住校，有的学生中午不回家，自己往往记不住按时吃药，老师应及时提醒他们吃药并进行督促检查。对他们的家庭作业和每天需要完成的功课，老师也要加强督促检查，发现问题及时帮助解决。

▲ **加强联系**。儿童多动症的预防、治疗是一件长期、细致的工作，单依靠家长或老师是不够的，必须由老师、家长、医生共同参与，相互之间加强联系，才能取得满意效果。老师要及时把学生在学校的表现及优点、缺点，向家长反映，家长可以根据学校反映的情况，有针对性地对孩子进行表扬、帮助或奖励，便于巩固成绩，克服缺点。家长也应把孩子在家里的表现、学习情况等向老师报告，以便老师对孩子进行帮助和指导。家长还应该及时与医生取得联系，反映治疗效果和存在的问题，便于医生对孩子进行帮助和治疗。

多动症的社会预防

据估计，我国有多动症儿童1500万～2000万。多动症不仅困扰为数众多的儿童，也严重困扰成千上万的家庭，如果不及时预防和治疗，预后是很难预料的。他们的低学历、低就业率和高犯罪率，直接对社会造成不可估量的损失。多动症已经是一个不容忽视的社会问题，必须动员全社会的力量，共同来防治儿童多动症。

▲ **开展宣传**。应该广泛宣传有关多动症的知识，使人们对其有一个比较全面正确的认识。特别是有多动症孩子的家庭，必须学习和掌握多动症的预防和治疗方法，建立信心和决心。媒体的宣传报道要真实、客观，要有事实根据。对国外的一些治疗经验和教训，我们要有分析地利用，要结合我国实际情况开展工作，不要照搬照用。如国外的药物用量比较大，时间也长，自然副作用也随之增加，而且出现个别死亡病例；又如用药年龄偏小，安全性也就降低了。有报道称，美国有一女孩6岁开始用去甲丙咪嗪治疗多动症，10岁时突然死于学校图书馆。她生前患有哮喘、肾脏疾病，但尸检结论是死于药物中毒。其实，去甲丙咪嗪是抗抑郁剂，一般不用于治疗多动症，而且孩子用药年

龄比较小，时间也长（用了5年），还有其他疾病。又有报道称，一些孩子服利他林后变得好斗，但细看内容，一个是5岁的儿童，每天服利他林5毫克~15毫克，一个是4岁儿童，每天服5毫克~55毫克。还有报道称，2~3岁的孩子也在用氟西汀（儿童不用）。这么小的年龄用这样大量的兴奋剂必然要出现脾气暴躁、攻击行为和变得好斗，这些是用药的错误，不是药物的错误。任何一种药物都有作用和副作用，医生的任务是治病救人，我们要吸取别人的经验和教训，最好地发挥药物的作用，尽量避免副作用。美国是防治多动症最早、经验最多、用药最广的国家，我国防治多动症水平还有很大差距，要普及多动症的防治工作，还有许多工作要做，还必须大力开展宣传。

▲ **改善环境**。不良的社会环境可能是诱发儿童多动症的一个重要因素。大气的污染，有害元素铅的广泛存在，有毒物质的大量排放，都可能对尚未发育成熟的儿童大脑造成功能损害。吸烟、酗酒甚至吸毒、贩毒的不良习惯和行为，对青少年的影响和毒害也不容低估，可能造成他们的心理发展障碍。随着社会的进步和科学的发展，电影、电视、手机、电脑的普及，给人们的生活带来很大方便和乐趣，同时也消耗了青少年的大量宝贵时间，不少孩子把青春年华浪费在手机、电视机上，他们对学习毫无兴趣，对未来没有考虑，缺乏远大的理想和追求。年轻一代的生活非常优越，他们不愁吃，不愁穿，因而一些孩子有好逸恶劳，怕艰苦，怕学习的状况。由此可见，要预防、治疗多动症，必须同时改善社会的不良环境。

▲ **加强管理**。防治儿童多动症固然要依靠药物治疗、心理疗法、思想教育、家庭管理、学习辅导等多方面的配合和协作，但这些并不能替代规章、制度、法规、法律，必须加强行政管理和社会约束，规范青少年的行为和习惯。我国已经颁布的一些法令、法规、规定、制度在预防儿童多动症方面肯定可以起到积极的作用，如规定未成年人不准进入网吧，不准吸烟、酗酒，不准进入营利性歌舞场所等。除了家庭、学校对孩子加强管理外，全社会也必须加强管理和监督，行政、工商、卫生部门、社区街道、公安民警等都有责任参加管

理。只有全社会齐抓共管，携手协作，才能使防治儿童多动症的工作收到良好效果。

▲ 防止犯罪。有相当一部分青少年罪犯是初次的、突然的、偶然的、一时的，这与他们冲动、好动、缺乏自我控制能力有一定关系。有资料表明，多动症儿童的犯罪率明显高于一般儿童。他们除了自身存在心理缺陷以外，容易受不法分子利用、引诱、欺骗和教唆。有的孩子已经触犯了法律，自己却还不知道是怎么一回事；有的失手伤了人，后悔莫及；有的动手杀了人，成为少年犯。多动症儿童发展为青少年犯罪分子是他们最大的悲哀，最可怕的后果，是家庭最大的不幸。所以，防止青少年犯罪比防治多动症本身更加重要。

第八章

儿童多动症的药物治疗

用药物治疗儿童多动症已有半个多世纪，由于疗效好，药物治疗已成为治疗多动症的主要方法。据估计，美国有超过300万的学龄儿童接受ADHD药物治疗。我国上海、北京等地用药物治疗多动症也较普遍。药物治疗后，儿童注意力迅速加强，分心消失，多动控制，学习成绩不断上升，使家长高兴，老师满意，同学欢迎，同声赞誉"孩子简直变了一个人"。

儿童多动症的治疗方法

儿童多动症病因复杂，病情不一，症状多样，诊断难定，实际上是一个临床综合征。在治疗方法上也必须根据病情采取综合性治疗措施。治疗多动症的方法比较多，应根据具体情况分别采用。其中药物治疗最为简便、有效，是治疗多动症的主要方法；心理治疗也很重要，不可忽视。可以说，儿童多动症是目前各种儿童心理疾病中治疗效果最好的。目前治疗方法有以下几种。

▲ **药物治疗**。治疗儿童多动症的药物比较多，大致有以下几种。

◆ 精神振奋剂，简称兴奋剂，是最常用的药物，效果明显，是治疗儿童多动症的首选药物。其以专门提高儿童注意力、减少多动、改善学习效果为目的，与运动员为了提高体力与别人竞争而用兴奋剂是完全不同的，不能混为一谈。这类药物包括利他林、匹莫林、苯丙胺等。

◆ α-受体激动剂。有人发现，α-受体激动剂"可乐定"可以替代精神振奋剂治疗多动症，也有效果，尤对伴有抽动症、药物成瘾戒断症的多动症儿童更为适用。用后可以减少多动、冲动、任性和发脾气等行为，延长注意时间，但注意力和记忆力提高程度不及精神振奋剂。

◆ 三环类抗抑郁药。这是治疗多动症的备用药物，当以上两类药物效果不好或副作用明显时可以考虑应用。但本类药物副作用大，一般不用于儿童，可用于成人。如合并有抑郁、焦虑的年长儿童也可谨慎使用。这类药物有丙咪嗪、去甲丙咪嗪、氟西汀等。

◆ 大脑保健药。多动症儿童的脑发育可能比较迟缓，应用一些帮助大脑发育的保健品、营养品对多动症儿童是有益的。这类药品没有副作用，对人体有益，可以长期服用。如多种维生素、氨基酸、微量元素、金奥聪等。

▲ **心理疗法**。心理疗法是治疗儿童多动症的重要方法，是运用心理学的理论和方法作用于心理活动，改善其身心状态，达到治病的目的。心理疗法的

内容十分丰富，应根据各人的具体情况有针对性地实施。通过心理疗法，可以帮助孩子提高认识，树立信心，克服涣散，减少多动，集中学习，提高成绩（参见有关章节）。

▲**感觉运动训练**。有的多动症儿童有感觉运动不协调的现象，他们的感觉功能和运动功能并没有明显的缺陷，但由于注意力有缺陷，常常出现看错、听错、说错或做错的现象，严重影响他们的学习效果。如把3看成8，把6看成9等；还没有听清楚问题就抢着回答，结果错误百出；动作比较笨拙，尤其精细动作较差，如画线不直，写字东倒西歪，走路跌跌撞撞。感觉运动训练可以改善身体协调能力，提高动作的正确性和有效性。

▲**培训家长**。提高家长对儿童多动症的认识，对多动症的治疗成败起着关键的作用。家长的培训教育也是治疗儿童多动症的重要一环。许多治疗方法和措施都需要家长的配合、参与和坚持才能见效。多动症儿童总是在家长的陪同下去看医生的，这时家长常常提出许多问题，急切希望得到解答。如果能把家长的疑惑解除，使其认识到儿童多动症是一种病症，而且有办法治疗，使家长愿意积极为儿童治病，就已经走出了成功治疗多动症的第一步。

▲**中华医药**。中医中药治疗儿童多动症是我国特有的一种方法，为多动症的防治又增添了一种途径。中华医药历史悠久，内容丰富，包括中医中药、推拿、针灸、饮食治疗等。可以根据多动症的不同表现，进行辨证施治，提高治疗效果。

▲**脑电生物反馈疗法**。这是应用操作性条件反射原理，通过训练选择性地强化某一频段的脑电波。当脑电波满足要求时，就以奖励的方式反馈给患者。患者通过一段时间的自身调节，便可以改变脑电波形，从而调节大脑的功能状态，增加管理自己的能力。这种疗法可以改善注意力、减少多动冲动、提高学习成绩、改善亲子关系等。但还有一些问题有待解决，因此该反馈疗法还没有广泛开展。

儿童多动症药物治疗概述

很久以来，多动症儿童要不要接受药物治疗是一个有争议的问题。由于对多动症的认识、治疗经验等不同，医生们的意见并不完全一致。有的认为多动症是一种疾病，应该采用药物治疗；有的认为多动症不是病，儿童的智力也不低，多动症只是教育问题，应该改进教育方法和加强行为管理，不必求医用药。但因药物治疗效果明显，越来越被人们接受。

早在19世纪三四十年代，就有学者研究用药物治疗活动过度的儿童，有人用精神振奋剂——苯丙胺治疗多动症，取得良好效果；有人用精神抑制剂——苯巴比妥治疗多动症，反而使症状加重而无法控制。从此，人们开创了药物治疗的方向。20世纪50年代以后，药物哌甲酯被开发，效果更加明显，应用逐渐推广。1971年，美国最早召开了"关于应用精神振奋剂治疗行为障碍学龄儿童"的讨论会，提出了七项结论性建议，明确表示，多动症诊断确定后，用利他林治疗对儿童健康没有妨害，不会导致药物成瘾。此后，药物治疗多动症的观点和方法逐渐被各国医生所接受。

目前，儿童多动症已广泛引起儿科、精神科、神经科、心理卫生中心、儿童保健中心、中医科以及公共卫生部门的关注。药物治疗已成为多动症治疗的重要方法之一。根据多动症儿童的主要表现，药物治疗的目的是增强儿童的自我控制能力，使其主动注意提高和注意时间明显延长，减少多动、冲动以及好发脾气等异常行为。药物的作用是帮助儿童克服多动症的困扰，促进神经发育，使儿童树立学习、生活的信心，为儿童发展创造有利条件。

多动症的症状往往在学龄前已经有所表现，但一般症状比较轻，确定诊断有一定困难。这时主要采取引导教育和行为训练的方法，培养他们养成良好的生活和学习习惯，大多不需要用神经精神类药物治疗。儿童上学以后多动症表现逐渐显露出来，注意力不能集中，上课不专心，并有学习成绩波动、学习困难和行为异常等现象，这时应及时给予振奋剂治疗以控制症状，提高学习效果。什么情况需要用振奋剂治疗还没有统一的标准，根据我们的经验和国外的资料，以下用药标准可供参考。

▲ 多动症儿童注意力不集中，在课堂上不能专心听课，容易分心，无法短时间静坐，学习成绩下降，并且影响课堂秩序和有行为问题，此时应尽快用振奋剂治疗。

▲ 如果还没有适合多动症儿童的教学班级或特殊的教育课程，或要等几个月以后才能去合适的班级时，先用振奋剂治疗是有好处的；如果家长希望孩子仍留在普通班级里，同时应用药物，可以先试用药物4～6个月。

▲ 如果儿童在合适的特殊班级里学习，半年以后仍未见进步，加用药物治疗可能是有帮助的。

值得家长注意的是，治疗越迟，儿童越容易出现学习困难。所以，当多动症儿童出现学习成绩不稳定或有下降倾向时，或经专科医生诊断为多动症时，应及时进行药物治疗。

治疗儿童多动症的主要药物

由于药物治疗儿童多动症效果明显，方法简便，很少有副作用，已成为治疗儿童多动症的主要方法。其中以精神振奋剂类药物效果最好，应用最广，是首先应该采用的药物，也就是治疗多动症的第一线药物。

据国内外和我们的经验，60%～70%的多动症儿童，不论男女，对振奋剂治疗均有效果。其作用机理还不完全清楚，有的认为可能是作为一种儿茶酚胺递质激动剂而起作用；有的认为可以提高主动注意的觉醒水平；有的认为可能与改善局部脑血流有关。不过，不同的振奋剂作用机理不完全相同，因此可以解释为什么某些多动症儿童对一种振奋剂有效，而对另一种没有效果。

必须指出的是，对运动员来说，这类药物是被列为禁用的药物，但治疗儿童多动症有特效，也自然成为多动症儿童的专用药物。正如吗啡一样，一般人是禁用的，但在医疗上仍作为一种特殊药物应用于病人。振奋剂类药物包括利他林、匹莫林、咖啡因、苯丙胺等，分别介绍如下。

▲利他林，又名哌甲酯，是一种白色结晶粉末，无臭，易溶于水。

制剂：片剂，服后1～2小时起效，维持6小时。目前国内仅有利他林控释片（商品名专注达），每片18毫克，含利他林15毫克，或每片36毫克，含利他林30毫克。每日一次，可维持效果12小时。专注达是渗透泵控释的哌甲酯，外观呈椭圆形，服用方便，每天只需要一次，可以维持较稳定的血药浓度。但其费用较高，为目前国内市场的多动症一线用药。

用法：口服，用于治疗6岁以上的儿童多动症。应从小剂量开始，常用剂量每千克体重0.1毫克～0.6毫克。也可按年龄计算，如7岁和7岁以上开始早餐时服用10毫克，午餐时服用5毫克，如果服用1周后未见效，则每次各加5毫克，每日总量不超过30毫克。国外介绍最大日用量为60毫克，且为了完成家庭作业，少数病儿可于下午再服一次，剂量为午餐时的一半。为减小副作用，建议在双休日和节假日可以停服。

作用：服用利他林后吸收快、见效快、排泄快，服后30分钟吸收入血，90分钟达血液最高浓度，作用时间可以维持4～5小时，24小时大部分排出体外。本品为呼吸兴奋剂，小剂量时通过颈动脉化学感受器反射性兴奋呼吸中枢，大量时直接兴奋延髓呼吸中枢。此药对约80%的多动症儿童有效。

利他林主要用于儿童注意缺陷多动障碍，还可用于发作性睡病、遗传过敏性皮炎、抑郁症、镇静剂引起的过度镇静作用。

注意：多动症是一个慢性、长期的疾病，疗程比较长，短则一年半载，长则可达三年五载甚至更长。用药应从小剂量开始，逐渐增加用量至有效为止。由于药物起效快，作用维持时间短，服药后症状好转，停药后可能依然如旧，所以应坚持较长用药时间。

药物的有效剂量因人而异，应维持最小有效剂量，如效果减退，可以酌情加量。家长应经常与老师、医生保持联系，来确定适宜的用量。

药物的副作用：常见的有食欲减退、头昏、失眠、头痛等；还可能有胃部不适、胃痛、恶心、呕吐、心悸、口周或面色苍白、皮疹等。这其中以食欲减退最为明显，但不影响治疗。一般从小剂量开始，副作用就比较轻或逐渐消失，以后便能适应。药效过后，食欲即能恢复。如中午不想进食，晚上感到饥饿，可以增加点心补上。这对儿童生长发育无抑制作用，也不影响大脑的发育。因有兴奋中枢作用，对癫痫、高血压患儿应慎用，6岁以下儿童不用。

▲ 匹莫林，又名苯异妥英，是一种白色片剂，无臭、无味，难溶于水。

制剂：片剂，每片20毫克。

用法：一次20毫克，一日一次，晨服，效果不显著可逐渐加大剂量。下午和晚上不用，以免影响睡眠。休息日停用，以免积蓄中毒。

作用：药理作用与利他林相似，但吸收较慢，起效也较慢。服药后2～4小时才达血液最高浓度，半衰期为12小时，24小时排泄75%，因而作用时间比较长，可维持8～12小时，一般每日一次就有效果，不必分次服用，中午可以不用带药到学校去服，比较方便。有学者认为，匹莫林的治疗作用发生缓慢，要在用药后2～3周才见效。笔者发现用药后3～5天就有效果。

匹莫林主要能改善注意力，增强自我控制能力，可用于6岁以上儿童治疗注意缺陷多动障碍，也可用于轻度抑郁症、发作性睡眠、遗传过敏性皮炎等。

注意：药物副作用主要有食欲减退、失眠、体重减轻等，少见的有头昏、恶心、易激惹、抑郁、萎靡、胃痛、皮疹等。国外道导两例因严重肝损害、黄疸、肝坏死而死亡，可能由于用药太久、药量过大或过敏所致。我国和笔者临床上未遇到过类似病例。药物过量可引起中毒，出现恶心、呕吐、头痛、震颤、心悸、血压升高、肝损害、反射亢进、兴奋、激动、欣快、幻觉、谵妄、神志错乱、抽惊等。长期连续服用需注意肝功能的检查。

此药禁用于6岁以下儿童，以及精神分裂症，癫痫，心、肝、肾功能损害者。目前已不作为多动症药物治疗常规选择。

▲**苯丙胺**，又名安非他命，是一种白色结晶性粉末，溶于水。

制剂：片剂，每片5毫克。

用法：口服，从小剂量开始，先用2.5毫克～5毫克，每日一次，早晨服。增加剂量的方法与利他林相似，但每日不超过20毫克，分次服，下午4时以后不给药，以免影响睡眠。小儿一般用量为每日5毫克～10毫克，分次服。可以用于6岁以下的儿童，剂量酌情减少。

作用：是最早用于治疗儿童多动症的药物，作用与利他林相似，但比利他林作用时间长，比匹莫林作用时间短。其也用于肥胖症、发作性睡眠、轻度抑郁症、脑炎后遗症、低血压症和麻醉药中毒等。

注意：可有食欲减退、失眠、恶心、呕吐、腹痛等副作用，还会引起血压升高、心动过速、过度兴奋、幻觉、抽搐等。有心血管病、脑血管病者慎用。超剂量可发生虚脱和昏厥，长期使用可以成瘾。此药已被其他药物替代，在儿童中已废弃不用。曾有一种二甲磺酸赖右旋安非他命，由于临床资料不够完善，在我国也基本未应用。

▲**咖啡因**，全称是苯甲酸钠咖啡因，是一种白色结晶性粉末，味苦，可溶于水。

制剂：片剂，每片100毫克。

用法：口服，开始剂量为50毫克，每日一次，早晨饭后服，可以逐渐增加至100毫克，每日二次，早晨、中午服。一般晚上不服，以免影响睡眠。

作用：口服吸收快，半衰期为2.5～4.5小时。有兴奋中枢神经的作用，小剂量可加强大脑皮质的兴奋过程，振奋精神，提高对外界的感应性，减少疲劳。加大剂量有兴奋呼吸和血管运动中枢的作用。可以用于调节大脑皮质的活动。单独使用治疗多动症效果不明显，与利他林或匹莫林合用有协同作用。

注意：一般口服药代谢快，副作用少。剂量大可以出现兴奋、胃部不适、头痛失眠、烦躁不安等，剂量过大可引起惊厥。癫痫及年幼者忌用。咖啡内含有咖啡因，所以喝咖啡也有振奋精神的作用。

治疗儿童多动症的其他非精神振奋剂类药物

▲ 托莫西汀，商品名择思达，是一种较为常用的治疗儿童多动症的一线用药，也是唯一获得美国食品和药物管理局（FDA）批准用于治疗注意缺陷多动障碍的非中枢神经兴奋剂。

择思达与哌甲酯制剂相比，疗效相当，无依赖性，不诱发抽动症，对生长发育的影响小，而且治疗范围广，可用于6岁以上患儿，也可以用于成年多动症。长期用药的安全性已经得到大量临床证据的证实。

制剂：有10毫克、25毫克、40毫克3种剂量，均为胶囊。

作用：与其他选择性抑制突触前胺泵对钠的再摄取效应有关，能增强钠的翻转效应，从而改善小儿多动症的症状，间接促进认识的完成及注意力的集中。

用法：口服剂量为每天每千克体重0.5毫克～1.2毫克。可早餐前后一次性给药，也可以早晚分两次给药。体重70千克以下的儿童和青少年，托莫西汀的初始剂量约为每千克体重0.5毫克，最少需经过3天方可增加至约每千克体重1.2的目标剂量，每日1次晨服或在早晨和下午（傍晚）分2次服用，最大日剂量不超过每千克体重1.4毫克或100毫克；对于体重在70千克及以上的儿童、青少年和成人，托莫西汀的初始剂量约为每日40毫克，最少经过3天方可增加至每日约80毫克的目标剂量，每日1次晨服或在早晨和下午（傍晚）分2次服用。疗效不明显者用药2～4周后，可增加至最大日剂量100毫克。此药可单服或与食物同服。肝功能中度损伤者，剂量降至正常剂量的50%，严重肝功能障碍者，剂量降至正常剂量的25%。

注意：不良反应主要有便秘、口干、恶心、失眠等。禁忌证为闭角型青光眼，正在服用或在14天内服用过单胺氧化酶抑制药如苯乙肼、苯环丙胺等的患者，以及对盐酸托莫西汀过敏者。

▲ 可乐定是治疗高血压的药物，又名可乐宁或氯压定，近年来发现治疗多动症有效，可以作为治疗多动症的替代剂。

可乐定是一种白色结晶性粉末，可溶于水。口服后吸收迅速，2～4小时后作用达高峰，半衰期7～13小时。

制剂：片剂，每片0.075毫克或0.15毫克。国内有用胶布制成的贴剂，商品名为可乐定控释贴，每贴分1.3毫克、1.9毫克和2.5毫克3种。

用法：口服，从小剂量开始，先用半片（约0.035毫克），每天晚上服药，第二周起每天早晨加半片（约0.035毫克），上学前服。如效果不好，第三周起每天晚上加半片，成为每晚1片（0.075毫克）。如无效，从第四周起，每天早晨也加半片，成为每天早晨1片（0.075毫克）。最大剂量一日不超过2～3片（0.15毫克～0.225毫克）。如镇静作用明显，为避免副作用，可把一天总量分为3～4次服用。节假日不能停药。如需停药，应在两周以上逐渐减少用药量直至停用。使用贴剂时，按不同年龄选用不同剂量贴片，贴在无毛和不易触及的部位，每周换一次。贴剂比口服起效慢，但副作用轻，可用于口服效果稳定后改用贴剂治疗。

作用：可乐定为α-受体激动剂，通过抑制血管运动中枢，使交感神经的功能降低而起降压作用，主要用于治疗高血压、血管性头痛。后来发现治疗多动症有效，尤其是对多动伴有抽动的多动症儿童更适用。其作用机理尚不清楚，可能是通过激活抑制性突触前受体，阻止去甲肾上腺素进入大脑，并使去甲肾上腺素释放减少，抑制抽动行为，并对多动症有一定效果。患儿服用后注意时间明显延长，多动、冲动、任性和发脾气的现象减少，但注意力提高程度和记忆力增强作用不及利他林和匹莫林。起效比较慢，一个月左右才出现治疗效果。此药适用于过度兴奋冲动、烦躁、攻击行为、忧虑和情绪不稳，以及抽动等不随意活动者，是治疗多动症合并抽动症的一线药物。对服用丙咪嗪副作用大的病人，可首选可乐定。可乐定与利他林合用有互补作用，白天服用振奋剂，晚上服用可乐定，可以避免单用振奋剂出现失眠的副作用。

注意：可乐定副作用有镇静、低血压、心搏出量减少、头痛、头晕、胃痛、恶心、呕吐等，偶有反跳性高血压、抑郁、心律不齐等。2～3周后可乐定镇静作用消失，而控制攻击及冲动症状的作用明显。有报道称，如果剂量加大，可出现忧郁和焦虑症状加重。有心脏病、脑血管病或肾功能不全及对本药过敏者，不用此药。

服药后休息日也不能停药。如需要停药，应在两周以上逐渐减少药物用量，直至停用。用药期间要每周测血压，两个月后应检查血常规、肝功能及心电图。

国外曾有4例服用可乐定合并哌甲酯的儿童发生猝死，原因不明，可能与用药剂量大有关。因此，长期服用此药、与其他药物合用时需慎重。

治疗儿童多动症的备用药物

治疗儿童多动症的备用药物主要是三环类抗抑郁剂和单胺氧化酶抑制剂。当用振奋剂和可乐定治疗多动症效果不佳或副作用大时，可以考虑用抗抑郁药物。其作用机理可能与提高去甲肾上腺素和多巴胺有关，所以对多动症有一定效果。由于这类药物对心血管副作用明显，适用于成人，不适于儿童。

▲丙咪嗪，又名依米帕明，是一种白色或微黄色结晶性粉末，无臭，有烧灼味，溶于水。

丙咪嗪口服吸收快，半衰期为8～19小时，在体内很快代谢为去甲丙咪嗪而起作用。

制剂：片剂，每片5毫克或12.5毫克。

用法：口服，从小剂量开始，开始每次用2.5毫克～5毫克（或每千克体重0.3毫克～0.5毫克），每日2次。一周以后按病情和副作用调整剂量，最大剂量每日不超过30毫克，分3次服。病情稳定以后可逐渐减少用量25%～50%。用于遗尿症，5岁以上每晚服5毫克～6.25毫克，12岁以上每晚服12.5毫克～25毫克。

作用：主要用于治疗各种抑郁症，也可用于治疗儿童注意缺陷多动障碍、小儿遗尿症。此药对多动症合并有抑郁、焦虑的年长儿童最为适应。由于副作用大，一般不用于小学儿童，如必须应用，应在医学观察下使用。此药对精神分裂症伴发的抑郁状态效果不明显。

注意：常有的副作用包括口干、胃肠不适、便秘、疲乏、心动过速、多汗、头晕、失眠、尿潴留、震颤、直立性低血压、心肌损害（T波改变，P—R间期和Q—T延长，心率加快心室内传导损害，右束支传导阻滞等）。心脏病、癫痫患者禁用。用药期间应经常与医生联系。

▲去甲丙咪嗪，又名地昔帕明，是丙咪嗪的代谢产物，半衰期为24～72小时，比丙咪嗪药效长而副作用较少。

制剂：片剂，每片10毫克或20毫克。

用法：口服，从小剂量开始，开始剂量为5毫克～10毫克，睡前服，以后可每隔日增加5毫克，最大量每日不超过50毫克，分早晚两次服。如已用药每日50毫克两周以上，应测定血清中去甲丙咪嗪的浓度和检查心电图。

作用：同丙咪嗪，比丙咪嗪持久而副作用少，但仍不宜用于13岁以下的儿童。

注意：常见副作用同丙咪嗪。国外有报道，用去甲丙咪嗪治疗3例男孩多动症，发生突然意外死亡的病例，因此用三环类抗抑郁剂治疗儿童多动症要非常慎重。在应用时如发现心电图检查有异常，应减少用量或停药，以免发生不测。

▲ **氟西汀，又名百忧解，为结晶性粉末，口服吸收慢，6～8小时达血药浓度高峰值，半衰期比较长。**

制剂：胶囊，每粒20毫克。

用法：治疗抑郁性精神障碍，每日每千克体重用0.4毫克，早晨一次服，必要时可以中午加半量。治疗强迫症，每日每千克体重用0.4毫克，早晨一次服，逐渐增加至每千克体重1毫克，分次服。治疗贪食症，每日每千克体重1毫克，分次服。

作用：新一代抗抑郁药，为选择性5-羟色胺再摄取抑制剂，较少发生戒断症状。适用于各种抑郁性精神障碍，如强迫症、惊恐症等，也用于酒精中毒、贪食肥胖症等。对多动症效果未定。

注意：可有皮疹、恶心、口干、食欲减退、失眠、乏力等不良反应。与单胺氧化酶抑制剂并用，应先停用本药5周后才可用。本品半衰期较长，故肝、肾功能不良，老年及7岁以下儿童应适当减少剂量。与其他抗抑郁药合用，可提高其他抗抑郁药血浓度两倍以上。

治疗儿童多动症的辅助药

大脑有了损伤或病变以后，有一些药物可以促进大脑恢复，还有一些药物可以促进大脑的成长发育，起保健作用。这两类药物对多动症不是起直接作用，而是起辅助作用。

第一类是促进大脑康复药。之前的观点认为，儿童多动症是一种轻微脑功能失调的病症，需要有一个长期恢复的过程。这类药物对大脑康复有一定帮助，而副作用很少，可以较长期服用，对多动症的康复有辅助治疗作用。常用药物包括甲氯芬酯、脑复新、脑复康、脑复智、三乐喜、谷维素、维生素B_6等。目前这些使用得不多。

▲ 甲氯芬酯，又名氯酯醒，是一种白色结晶性粉末，略有特异臭，味酸苦，极易溶于水。

制剂：胶囊，每粒100毫克。

用法：口服，5岁以下，每日50毫克～100毫克，1次或分次服；5岁以上，每次100毫克，一日2次；13岁以上，每次100毫克，一日3次；成人每次100毫克～200毫克，一日3次。

作用：可以增加大脑的血流量，促进脑细胞的氧化还原，增加碳水化合物的利用，并调节神经细胞的代谢，提高学习和记忆能力。对处于抑制状态的中枢神经系统有兴奋作用和促智作用。临床上用于幼儿多动症、儿童多动症、新生儿缺氧、儿童智力发育迟缓、记忆困难、注意力不集中、儿童遗尿症、儿童抽动症、大脑发育不全、脑性瘫痪、脑外伤后遗症、意识障碍、老年性痴呆症等。

注意：偶有食欲减退，副作用少见。精神过度兴奋及高血压者忌用。

▲ 脑复新，又名吡硫醇，是一种淡米黄色粉末，易溶于水，微溶于醇。

制剂：片剂，每片100毫克；糖浆，每毫升10毫克。

用法：口服，5岁以上，每次50毫克～100毫克，一日1～2次；成人100毫克～200毫克，一日3次。

作用：为维生素B_6的衍生物，能促进脑内葡萄糖及氨基酸的代谢，增加颈动脉的血流量，调整大脑的血流量，改善大脑功能，增强记忆等。临床用于神经官能症引起的头涨、头痛、头晕、失眠等，还用于脑外伤后遗症、脑炎及脑膜炎后遗症、记忆力减退、注意力不集中、情绪不稳定以及脑动脉硬化、老年性痴呆等。

注意：少数病人可能出现恶心、皮疹等过敏反应，停药后可恢复正常。孕妇慎用。

▲脑复康，又名吡拉西坦，是一种白色结晶性粉末，无臭，味苦，易溶于水。

制剂：片剂，每片200毫克；胶囊，每粒200毫克。

用法：口服，5岁以上，每次200毫克，每日2～3次；成人每次400毫克～800毫克，每日3次。

作用：为氨酪酸的同类物，具有激活和保护、修复脑细胞的作用，提高脑代谢，促进氨基酸和磷脂的吸收，以及蛋白质的合成和葡萄糖的利用。可用于儿童智力下降、记忆及思维减退、脑血管意外、一氧化碳中毒引起的记忆和思维功能减退，脑动脉硬化，老年性痴呆等。

注意：个别患者有口干、食欲减退、皮疹、记忆下降等副作用，长期服用未见毒性。孕妇、新生儿、肝肾功能不良者禁用。

▲脑复智，又名奥拉西坦，是一种白色粉末，无臭，能溶于水。

制剂：片剂，每片800毫克。

用法：口服，5岁以上每次400毫克，每日1～2次；成人每次800毫克，每日2～3次。2～3个月为一疗程。

作用：能增强大脑的代谢，改善思维和记忆功能，提高学习成绩。可用于弱智儿童、注意障碍、记忆困难等，还可用于早老性痴呆、脑血管病引起的记忆减退、注意力不集中等。

注意：可发生烦躁不安、皮肤瘙痒、皮疹、恶心、胃痛等副作用，停药后消失。有过敏反应或严重肾功能障碍者禁用。

▲三乐喜，又名茴拉西坦或脑康酮，是一种白色颗粒状粉末，半衰期约两小时。

制剂：胶囊，每粒100毫克。

用法：口服，每次每千克体重2.5毫克～5毫克（成人每次100毫克～200毫克），每日3次。1～2周为一疗程。

作用：有促进和增强大脑记忆的功能，作用比脑复康强，起效快，毒性低，能改善缺氧或其他原因引起的记忆减退。可用于病后智力低下，预防和治疗脑血管病后或中老年记忆减退。

注意：可有恶心、厌食、口干、便秘、嗜睡等，偶有过敏，停药后消失。

▲ 谷维素，又名阿魏酸酯，由米糠中提取，是一种白色或微黄色粉末，无臭，难溶于水。

制剂：片剂，每片10毫克。

用法：口服，每次5毫克～10毫克，每日2～3次；成人每次10毫克～20毫克，每日3次。

作用：可减少脑内去甲肾上腺素，使生物胺含量增高，从而调节自主神经功能，改善神经精神失调，维持内分泌的平衡。用于神经官能症、多动冲动、周期性精神症、脑震荡后遗症、月经前紧张症、更年期综合征等，也用于胃溃疡、慢性胃炎等。

注意：可有口渴、嗜睡、面红、皮疹、脱发等，偶有月经不调，停药后即恢复正常。

第二类是促大脑健康发育药。儿童大脑的发育需要各种营养素，包括糖、蛋白质、维生素及微量元素等。许多营养素可以从正常的膳食中获得，并不一定需要额外补充。但由于儿童生长发育快，如补充不足或儿童偏食、厌食、患病等影响，可能发生某些营养素的缺乏，这时补充一些营养类药物是有益的。这类保健药物一般没有副作用，可以长期使用。

▲ 多种维生素。

这类保健品由多种维生素、矿物质等组成，味香甜，可以咀嚼，儿童乐于服用。有关制剂较多，如小儿善存片、小施尔康片、21-金维他片、黄金搭档片等。

制剂：片剂，每片含多种维生素、矿物质、微量元素等。

用法：口服，每日1次，每次1粒，饭后服。

作用：参与身体代谢，增强生理功能，增加食欲，预防营养素缺乏，促进小儿生长发育。可用于小儿厌食、偏食、营养不良、维生素缺乏、体质虚弱、注意力涣散、记忆力减退等问题的辅助治疗。

注意：一般无不良反应，但一次不要大量服食。

▲ 维生素B_6，又名吡多辛，是一种白色结晶性粉末，无臭，味酸苦，易溶于水。

制剂：片剂，每片10毫克。

用法：口服，每次5毫克～10毫克，每日2～3次。

作用：参与人体氨基酸及脂肪代谢，降低血中胆固醇，刺激白细胞生成，参与血红素合成，并有止吐、镇静作用。可用于维生素B_6缺乏引起的惊厥、贫血及白细胞减少，精神性呕吐，新生儿维生素B_6依赖综合征，异烟肼引起的周围神经炎，失眠等。局部搽用治疗痤疮、酒渣鼻、脂溢性湿疹等。

注意：孕妇用大剂量维生素B_6，可引起新生儿维生素B_6依赖综合征。罕见发生过敏反应。

▲ 复合氨基酸，由8种必需氨基酸和多种维生素、辅酶等复合制成。

制剂：胶囊，每粒350毫克。

用法：口服，每次1粒，每日1～2次。

作用：能促进组织细胞代谢，改善细胞功能，加速组织细胞的修复，加强机体的免疫功能，增进儿童的生长发育。可用于小儿营养不良、智力发育迟缓、小儿免疫力下降等；还用于急、慢性肝炎，肝硬化，低蛋白血症，放疗和化疗的辅助治疗。

注意：一般无不良反应，可长期服用。

▲锌。

锌为重要微量元素之一，锌缺乏可影响小儿生长发育、智力低下、行为失控、厌食、免疫力下降等。常用锌制剂有葡萄糖酸锌、复合蛋白锌、锌硒片等。以下介绍葡萄糖酸锌。

葡萄糖酸锌是一种白色结晶性或颗粒性粉末，无臭，易溶于水。

制剂：片剂，每片5毫克或10毫克；冲剂，每包10毫克。

用法：口服，每日每千克体重1毫克~1.5毫克，分两次服。

作用：锌是辅酶成分，参与体内80余种酶的合成，影响调节核酸、蛋白质、糖、脂肪的代谢及体液平衡，具有促进食欲、伤口愈合和体格、大脑、智力及性器官的发育，提高机体免疫力的作用。用于缺锌引起的厌食、营养不良、生长发育迟缓、反复口腔溃疡、痤疮等。

注意：锌的制剂比较多，其主要成分是锌，应该说不同的制剂效果是一样的。

▲金奥聪，又名丽诺克，由天然植物中提取提纯的植物源性Ω-3，配伍其他营养素而成的一种油状体。

制剂：棕红色胶囊，每粒300毫克。

用法：口服，6岁以下每日2粒，6岁以上每日4粒，分早晚两次空腹服。

作用：植物源性Ω-3是大脑必需的营养素，能促进大脑组织的发育和网络功能的健全，人体自身不能合成。该药还配伍牛磺酸、柠檬酸锌、卵磷脂、β-胡萝卜素、维生素A、维生素B_1、维生素B_2、维生素B_6、维生素C、叶酸等具有协同作用的脑营养素，可用于小儿智力低下、学习困难、大脑发育不良、多动、抽动等，有一定辅助作用。

注意：最好在清晨和睡前，或饭前一小时单独服用，避开油脂类食物。

儿童多动症合并其他疾病的治疗

单纯儿童多动症用精神振奋剂治疗，效果比较令人满意，有效率可达80%。但有的多动症儿童可能同时患有其他疾病，治疗就比较困难，疗效也显得差些。比较常见的有以下几种情况。

多动症合并抽动症的治疗

抽动症多见于儿童，表现为单纯的抽动，如眨眼、挤眉、张口、摇头、耸肩等；也可表现为单纯的发声，如不自主地发出"啊""卡"、咳嗽声等；还有抽动与发声同时存在的情况，称为抽动发声综合征。有些多动症儿童同时伴有抽动症，治疗时必须将两者同时加以考虑。

▲ 氯酯醒的应用。用治疗多动症的药物利他林有使抽动症加重的倾向，而用治疗抽动症的药物氟哌啶醇或泰必利有使多动症加重的风险。氯酯醒对多动症有效，对抽动症也有作用，而且很少副作用，可用于多动症合并抽动症的治疗。一般儿童每次1粒（100毫克），每日2次，早晨和下午服。中学生可以每日3次。可以单独应用，也可以与其他药物合用。

▲ 可乐定的应用。可乐定对两种疾病都有效。可乐定既能增加注意力，又能减少冲动和多动。其对多动症有效，对抽动症有抑制作用。用量从小剂量开始，逐渐增加。开始每晚用半片（约0.0325毫克），一周以后早晨加半片（约0.0325毫克）。如果效果不好，第二周后晚上加半片，成为一片（0.075毫克），第三周后早晨再加半片，成为一片（0.075毫克）。如果还需要增加，必须由医生决定和指导。一日不超过3片为宜，每次不超过1片。不能间断服药，停药必须逐渐减量至两周后停完，不可骤停。也可采用可乐定贴剂，每周一次，每贴实际可乐定含量为每天释放0.05毫克、0.075毫克和0.1毫克3种规格。

可乐定的副作用有镇静、低血压、头晕、头痛、胃痛、恶心、呕吐、心率减慢、心律失常等。用药期间应注意心电图的检查。

如可乐定与利他林合用，两种药物均用小剂量，可减少副作用。或晚上用可乐定，早晨用利他林；也可以晚上用氟哌啶醇，早晨用利他林。

如果多动症严重，抽动症不严重，应以治疗多动症为主，可小剂量用利他林或匹莫林；如果抽动症严重，先治疗抽动症，以后再治疗多动症。

▲ 心理治疗。对多动症和抽动症的儿童，心理治疗是很重要的，必须有针对性地进行。

多动症合并学习困难的治疗

多动症儿童的智力是正常的，理应不会有学习困难。但事实上，约60%的多动症儿童学习成绩下降，甚至不及格。究其原因，儿童的学习困难往往是多动症没有治疗的结果，关键是应该及时治疗多动症。随着多动症病情的好转，儿童的学习困难也随之解除。

有的儿童除了多动症以外，智力也差一些，因而更易发生学习困难。对这样的儿童，在治疗多动症的同时，应加用促进大脑康复和发育的药物，如氯酯醒、脑复新、微量元素、金奥聪等。

对一些多动症儿童感到突出困难的课目，应加强个别辅导，或请家庭老师补课等。

多动症合并智力低下的治疗

儿童多动症合并智力低下的治疗比单纯治疗多动症困难，但治疗仍有一定效果。有报道显示，利他林的治疗效果如下。

此次研究对象为12例轻度智力低下的儿童，智商在50~74，年龄6~9岁，男孩11例，女孩1例，均符合多动症诊断标准。

药物用量为利他林每次每千克体重0.3毫克和0.6毫克两种，每日2次，用药1周。

结果，9例显示有效，有效率为75%，与正常儿童的效果相似。其中5例的用量为每次每千克体重0.3毫克，4例为每次每千克体重0.6毫克，可见较小剂量也同样有效。

因为用量有个体差异，用药时需要考虑效果，也要注意药物副作用。可以从小剂量开始逐渐加大，当小剂量有效时可以不加大剂量，当用大剂量时更应注意副作用。

根据我们的经验，对于多动症儿童伴有轻度智力低下者，用利他林治疗也有一定效果，表现在认知能力、反应速度、学习成绩等方面均有不同程度的提高。

另外，还可以用氯酯醒治疗，每次100毫克，每日2次；用脑复新、维生素B$_6$、金奥聪等辅助治疗。加强智力培养和训练、增加个别辅导等也很重要。

多动症合并癫痫的治疗

多动症合并有癫痫的儿童，一般不宜用精神振奋剂治疗，可以先用氯酯醒治疗。有人在动物试验中发现，氯酯醒有抑制癫痫发展的作用。氯酯醒副作用很少，可以长期使用。

对于较轻的癫痫患儿，如果癫痫已经得到控制，并有多动症状、注意力不集中、学习成绩下降，可以小剂量谨慎使用精神振奋剂。一般可以在晚上用抗癫痫药，早晨用抗多动症药，这样既可以控制癫痫发作，又可以减轻多动症状。

我们发现，用匹莫林比利他林更安全有效。维生素B$_6$有一定抗惊厥作用，可以同时应用。

多动症合并抑郁症的治疗

有的多动症儿童没有多动的表现，有人称为无多动的多动症。其可以表现为注意力不集中、情绪低落、好发脾气、焦虑、抑郁、学习困难、不愿上学、行为退缩、自卑等。一般用精神振奋剂、可乐定效果不佳，可以试用抗抑郁剂，能提高去甲肾上腺素和多巴胺的功能。一般可以用丙咪嗪或去甲丙咪嗪，用量从小剂量开始，逐渐增加，每日最大用量不超过30毫克～50毫克。应在医生指导和观察下使用。一般用于13岁以上多动症合并抑郁症，且振奋剂治疗无效者。用3～6个月应停药观察。用药前应检查心电图和超声心动图，用时应观察记录疗效和副作用。家庭中有心脏病史者应慎用。同时应加强心理治疗。

多动症合并恐惧症的治疗

多动症儿童由于注意障碍、多动、冲动，上课不注意听讲，学习发生困难，成绩明显下降，面对老师的批评和同学的耻笑，他们害怕去学校上学，或想方设法逃避上学，勉强到学校也不愿进教室，或借口有病回家，形成学校恐惧症。有的儿童因学习不好，害怕家长打骂，不敢回家，不敢见父母。也有的是因为遇到其他恐怖事件而产生恐惧症。

治疗恐惧症应以心理治疗为主，需要家长、老师和医生共同配合，消除儿童的恐惧心理，不能用高压方法去教育孩子，要以爱护、关心的态度去帮助孩子解决实际问题和困难。老师和同学不能歧视或讥笑，要帮助和团结他们，增强学校的吸引力，逐步消除他们的恐怖情绪。对恐怖症状严重的多动症儿童，在医生指导下，可以用一些镇静剂和抗抑郁剂。

多动症合并躁狂症的治疗

儿童多动症严重时可以发展到有明显的不良行为，如狂躁不安、攻击破坏、打人骂人等精神症状，对家庭、学校或社会可能造成危害。如门诊有一位13岁的孩子，因注意缺陷多动来治疗，但用多动症药物治疗效果不好。他在学校里还比较文静听话，尚能克制自己，但回家后常常发脾气，破坏东西，大吼大叫，情绪暴躁，狂躁不安，甚至骂人打人，尤其是母亲经常被打。这位多动症儿童合并有躁狂症状，医生就停用精神振奋剂，加用氯丙嗪治疗，同时加强心理引导，一般对他发脾气、烦躁不安可以不予理睬，对于其明显暴力行为，必须加以制止，必要时请邻居等人帮助。如此一个多月以后，这个孩子的症状逐步得到控制。同时用氯酯醒等药物治疗注意障碍，半年以后其病情明显好转，不再乱发脾气，学习也有进步。

氯丙嗪对控制多动症合并的狂躁行为有一定效果，药效可维持量一段时间，同时用小剂量药物治疗多动症，并密切观察病情变化。氯丙嗪从小剂量12.5毫克开始，逐渐增加至有效量维持。可每日1次或分2～3次服用3～6个月。服药期间注意副作用，包括口干、嗜睡、低血压、白细胞减少等。

儿童多动症药物治疗的效果

儿童多动症的药物治疗效果是相当理想的。单纯药物的治疗效果就比较好，如能联合其他方法，效果更能提高。儿童多动症如果诊断明确，用药方法正确，药物剂量适当，经过一段时间（约1～2个月）的治疗，均可取得一定程度的治疗效果。有不少多动症儿童经治疗以后，原有症状明显改善，学习成绩逐步提高，好像完全变了一个人，家长高兴，老师满意，同学欢迎。据有关研究报道，用多种模式进行儿童多动症治疗，包括心理治疗，家庭、学校教育，改善环境，减少分心刺激，个人行为矫治，改进教育方法等，其中效果最明显的是药物利他林治疗。药物治疗儿童多动症的效果是肯定的，一般报道疗效在

70%～90%。如加用心理和其他方法治疗，效果可以进一步提高。

Q1 药物治疗多动症需要多长时间才能见效？

这是家长经常提出的问题。目前，治疗多动症常用的两种药物利他林和匹莫林有一定差异。利他林服后吸收快，起效快，排泄快，维持时间短，副作用消失快，一般在服药后30分钟即可发挥药物作用，可维持药效约4～6小时，24小时后大部分排出体外；匹莫林服后吸收较慢，需2～3小时才达血液最高浓度，维持时间较长，可达12小时，见效也慢，有的需几天以后才见效，个别甚至6周后才见效。据笔者给药体会，匹莫林用药后1～2天可以出现效果。由于个体对药物的敏感性不同，药物用量也有个体差异。一般应从小剂量开始，逐渐增加用量，直至摸索到有效剂量为止。这个过程大约需要1～3周的时间。药物治疗的目的主要是改善儿童的注意力，减少学习分心，提高学习效果，因此上学期间不能忘记服药，节假日可以停止用药。如此需坚持用药至少一个学期或1年，有的甚至长达3年或以上（但不学习时可以停药）。

Q2 如何观察药物治疗多动症的效果？

可以由家长和老师共同进行。一方面观察儿童的行为表现，如注意力是否比以前集中，多动是否减少，自控能力是否增强等。这些主要由老师进行观察，因为药物的作用时间只有4～12小时，这段时间主要在学校里度过，放学以后药物的效力已经过去或明显减弱，由家长观察药物的效果是不确切和不全面的。所以，家长可以通过老师了解儿童的学习情况、作业完成情况，来判断药物效果。如果服药后儿童能集中注意力听讲，活动减少了，能专心地做作业，作业完成得比以前好，肯听大人的话等，说明药物的治疗效果是好的。

此外还要观察儿童的学习成绩是否有所提高。不过，学习是一个长期的过程，不可能在短时间内就能改变，一般总要几个月的观察。家长和老师应该从儿童学习的态度、学习的自觉性、学习的成绩等多方面进行观察，特别应重视儿童在原有基础上的进步，不要有脱离实际的过高要求。

儿童多动症药物治疗的作用和副作用

儿童多动症的治疗药物主要包括利他林、匹莫林和苯丙胺，这类精神振奋剂或注意促进剂对儿童多动症有明显效果，但也有一些副作用，其中苯丙胺副作用比较多见，已被利他林和匹莫林代替。利他林的起效时间快，维持时间短；匹莫林起效时间慢，维持时间长。如果两种药物合用，可以取长补短，减少用量，提高效果，避免副作用，是比较理想的治疗方法。据多年临床经验，儿童多动症药物治疗的主要作用和副作用如下。

药物的主要作用

▲ **改善主动注意，克服被动注意。** 可以明显减少儿童注意力的分散，加强主动注意的行为。如上课能专心听讲，认真记笔记，专心复习，抵抗环境的干扰等。

▲ **减少多动和冲动。** 可以明显减少无目的性的动作，增加活动的目的性和方向性，减少冲动性和破坏性的行为，加强对身体活动的控制能力，动作的协调性改善，小动作减少。

▲ **情绪和行为改善。** 减少不愉快情绪，改善儿童与家庭、老师和同学的合作关系，自我感觉有进步；生活快乐，注意个人的整洁卫生，增加积极的行为，减少消极的行为。

▲学习进步。改进操作、认知和感受能力；学习明显进步，学习效果逐步提高，考试成绩可以从不及格到及格，由及格到中上水平，个别儿童的成绩名列前茅。

▲其他。可以改善睡眠习惯，克服遗尿，减轻肥胖；能明辨是非，增强自尊心；能控制看电视的时间，主动不去网吧玩游戏等。

药物的副作用

药物的副作用虽然比较多，但只要用量适当，方法正确，注意观察，及时改正，副作用完全可以避免，即使长期有间隙地应用也不会发生不良后果。副作用可能有以下几种。

▲消化道。可有食欲减退，胃部不适或胃痛等。

▲身体发育。可有暂时性体重减轻，不影响身高，有可能生长高峰延后。

▲神经精神。睡眠不安或失眠，神经质如咬指甲、吮手，忧郁或好哭，头痛，抽动，好打瞌睡或做白日梦（乱想），初服药时有害怕或明显抖动。

▲心血管。末梢循环较差，面色苍白，心悸，心慌等。

▲肝。肝功能可能受到影响，主要指长久应用匹莫林者。

▲过敏。皮疹等。

▲其他。可出现耐药性，需增加药量才有效。但不会成瘾，随时可以停用。

为了避免药物副作用和提高疗效，应注意以下几点

▲服药通常在饭前，但也可以在饭后进行，以减少药物对胃的刺激而引起的胃肠道反应。这不会影响药物疗效。

▲用药应从小剂量开始，使人体有一个适应的过程，如需要加大用量应循序渐进。

▲要在专科医生诊断和指导下用药，切不可未经医生检查、诊断而擅自用药。家长和老师不要急于求成，随便给儿童用药，或无限制地加大药物

剂量。

▲ 如果儿童出现胃肠道反应，可以服用维生素B_6。

▲ 如果反应明显，可以减少药量或停止用药，并去医院诊治。

可以说，没有一种药是没有副作用的。利他林的主要副作用是影响食欲，而且影响时间仅几小时，如果孩子中午不想吃饭，晚上就有饥饿感，此时可以补充营养，完全可以弥补中午饮食量的不足，所以不会影响孩子的正常生长发育。

儿童多动症药物治疗的几个问题

在临床上，多动症儿童的家长对药物治疗有种种误传和疑问，明显影响多动症的治疗效果。其中主要问题有以下几个。

Q1 药物会不会使孩子变傻？

社会上有一些误传，说孩子吃了治多动症的药会变傻，像个木头人不动了。他们以为多动症儿童吃的是镇静药，是治精神病的药，这完全是瞎猜胡说，毫无根据。确实，多动症儿童服药后由多动变得文静，上课注意力集中了，做作业专心了，能较长时间静坐思考，这正是药物起到作用的结果。治疗多动症的药物不是镇静剂而是振奋剂，精神病人是不能用的。药物的作用是振奋精神，唤起多动症儿童的主动注意，使他们减少分心，专于学习。

国外自1955年用药物治疗儿童多动症，已有60多年；国内从1980年开始应用多动症药物治疗，也有近40年的历史，未见有药物引起儿童变傻的报道。

相反，许多多动症儿童通过治疗，注意力集中，上课专心，学习自觉，发挥出了原有的聪明才智，学习成绩明显提高。当然，药物只是帮助孩子克服注意分散，减少多动、冲动，发挥主观能动性，提高学习效果，是一种精神振奋剂，不能当作一种"聪明药"。

Q2 药物会不会成瘾？

患者服药以后逐渐产生药物依赖，无法戒断；如果一定要戒断，身体便会产生很不舒服的感觉，非要再用上这类药品不可，这通常就叫"成瘾"。如吗啡、鸦片等毒品就会产生这种效果。治疗儿童多动症的药不会导致这种情况，随时可以停药，不产生药物戒断症状。儿童节假日停药时，也不发生难受的感觉，没有依赖性。所以，治疗多动症的药物是不会成瘾的，也不产生依赖，更不是毒品。但可能发生两种情况：一种是停药以后，原有的多动症状重新出现，如同没有治疗一样，这是因为药物的作用维持时间较短，已经不起作用了；另一种是药物治疗开始效果比较明显，经过一段时间以后作用就不如开始明显或没有作用，这是因为药物剂量较小，已经产生耐药性，作用就不明显了，适当增加药物剂量就可以恢复效果。

Q3 药物会不会影响孩子发育？

儿童的发育包括体格的发育、大脑的发育、心理的发育以及性器官的发育等方面。

▲ 在体重方面，儿童服药以后因为食欲减退，进食减少，可能有暂时性体重减轻现象，随着药物的适应，食欲的恢复，体重能恢复正常，一般不会发生营养不良。我们发现，许多孩子用药后食欲没有受到影响，这可能与用药剂量小有关。如果是比较肥胖的儿童更不必担心体重下降了。

▲ 在身高方面，据大量对比观察，服药组和非服药组的平均身高，各年龄组没有明显差异。我们发现，有些较长时间服药的儿童，身高比同龄儿童更高，没有因服药而身材矮小的儿童。

▲ 在大脑发育方面，多动症儿童服药后，智力、学习能力都有不同程度的提高，没有发现因服药产生智力下降、变成傻子的情况。有的儿童服药后效果不明显，仍然注意力分散、多动、冲动、学习成绩提高不明显，这只能说明药物作用不明显，但不影响大脑的发育。

▲ 在心理发育方面，由于多动症儿童注意力容易分散，学习不专心，成绩不理想，常常受到家长、老师的批评、指责或打骂，儿童心理受到创伤，产生情绪不稳、自卑、缺乏自信、脾气暴躁、自暴自弃、焦虑和恐惧等不同程度的消极心理。儿童经过治疗以后，注意力集中，分心消失，学习专心，成绩进步，自信心增强，情绪稳定，学习兴趣加强，脾气改善，努力上进，产生许多积极情绪，对儿童的心理发育是十分可贵的。

▲ 在性器官发育方面，服药没有什么影响，既不会使性器官发育提前，也不会使性器官发育延迟，更不用担心以后会出现生育问题。

总之，药物治疗对儿童的发育只有益处，没有害处。

Q4 药物治疗需要多长时间？

儿童多动症是一种慢性疾病，起病时间较早，病程较长，如果不治疗可能延续到成人阶段，不可能在短时间内完全治愈。治疗需要多长时间应视病情轻重而定。据有关文献记载，轻的需要治疗半年～1年，重症患者要治疗3～5年。但假期里儿童不学习可以不用药，也可以在每学期开始时暂时停止服药几天观察：如果症状比以前减轻或不再出现，则可以继续停药或减少用量观察；如果症状重新出现，则应恢复原来用量。一般认为，多动症发病越早，症状越重，需要治疗的时间越长，过早停药症状容易重现。有的儿童在幼儿园就有多动症的表现，就应该开始治疗，但不用精神振奋剂。在入小学后半年被诊断为多动症的患儿，即可开始用药，如不用药，症状不可能自行消失，势必影响儿童的学习效果，日后会发生学习困难。

一般多动症治疗以后，病情有不同程度的好转。随着孩子年龄的增长，发育的完善，自控能力的增强，多动症逐渐治愈，可以逐渐减少药物用量，直至停用。我们的印象是，小学多动症儿童约80%可以治愈，20%到了初中还需要继续治疗，其中又有80%可以治愈，仅少数儿童到了高中还需要药物的帮助，这时用药剂量并不需要增加，而且可以间断服药或适时服药，往往他们自己可以掌握用药。

Q5 药物治疗效果不理想怎么办?

儿童多动症一经确定，进行药物治疗是适当的、必要的。开始可以先用一种药物观察其疗效，如疗效好即可使用下去。如果经过一段时间观察效果不理想，可调换另一种药物或两种药物联合应用。用药剂量从小剂量开始，效果不理想时可以逐渐少量增加。一般多动症治疗效果是肯定的，但也有部分儿童治疗效果不够理想，应具体分析原因，找准后再加以解决。

第一种情况是，诊断不准确。多动症的药物治疗必须建立在正确的诊断基础上，如果诊断不准确，误将精神病、弱智儿童、抽动症、性格问题等诊断为多动症，用治疗多动症的药物治疗，效果当然不佳，甚至可能引起反作用，使儿童产生烦躁不安等症状。

第二种情况是，用药剂量不当。多动症治疗用药不同于一般疾病的治疗，因各人对药物的敏感程度不同，用药剂量也有差异。如有的儿童用比较小的剂量就可起到治疗作用，有的儿童则需要用较大剂量才能起到治疗作用。药物剂量过大或过小，都会影响治疗效果。剂量不足当然达不到治疗目的，剂量过大可引起呕吐、头痛、失眠、脾气暴躁等不良反应，也会影响治疗效果。因此，医生对每一个多动症儿童，需要个体化指导和调整用药剂量。

第三种情况是，用药不正规。有的家长由于对药物的性质、作用、副作用不够了解，担心药物治疗的副作用，怕服药有后遗症，所以经常停用。孩子在服药时能专心学习，停药后症状又出现，这样断断续续地用药，自然效果不好。药物的主要作用是帮助儿童集中注意力学习，休息日可以不用药，而在进行学习活动时，就需要用药。也有少数儿童不能耐受药物的副作用而经常中断服药，也可能影响效果。

为了取得良好的治疗效果，多动症儿童应在医生指导下进行正确的、规范的治疗。医生会根据具体情况，及时调整药物剂量和用药方法，一般都能取得良好的治疗效果。当然，也有少数患儿治疗效果不理想，应寻找原因进行处理。

第四种情况是，过分依赖药物，放弃其他治疗，如心理治疗、家庭训练、学校管理等，当然治疗效果不理想。对治疗时间晚、情绪和行为问题比较明显、有学习困难的儿童，除药物治疗以外，更要加强其他方法的治疗。

Q6 药物治疗应注意哪些事项？

药物治疗时间比较长，为了提高治疗效果，减轻药物的副作用，应注意以下几点。

▲ 每个人对药物的敏感度不同，应分别选用。有的儿童对利他林特别敏感，小剂量就有效果；有的不敏感，用较大剂量也没有效果，而且还有副作用。这时不要再加大用量，可以换用另一种药物治疗。

▲ 用药过程应找出一个最小的药物有效量，即药物已经出现效果，多动症状变轻，注意力集中，学习进步，又没有副作用，这可能是最小有效量，应维持较长时间不变。发现效果不明显时，再考虑改变剂量或更换药物。

▲ 根据药物作用掌握用药。如根据利他林吸收快、起效快、排泄快的特

点，早晨服一次，中午可以加半量一次，必要时下午4时前再加半量一次，晚上不能加。匹莫林吸收慢、作用慢、排泄慢，每天服一次就可以了。

▲ 药物可以在饭后服用。药物说明应在饭前服，但消化道副作用较大，改成饭后立即服副作用小，可以增加药物的耐受性，也不影响药物的吸收，不影响治疗的效果。

▲ 药物的主要作用是帮助多动症孩子集中注意力，减少分心，控制多动，专心学习。在休息日、节假日可以停用，此时药物的作用、副作用随着消失，不必担心药物的长期不良后果。儿童学习时再用，同样有效。

▲ 多动症治疗是一个长期的过程，家长要有耐心、信心和决心，经常与医生保持联系，取得医生的指导，不要自作主张随便停药或加药。药物应严加保管，不要让孩子自己掌握用药，防止多服和误服。

第九章

儿童多动症的心理疗法

·

　　心理疗法可以帮助多动症儿童分析原因，指导对策，端正态度，消除疑虑，摆脱困扰，解除危机，树立信心，克服分心，提高学习效果。心理疗法的中心环节是对多动症儿童的行为管理，同时对家长和老师进行心理辅导。儿童的可塑性和潜力是很大的，通过心理疗法，通过孩子、家长、老师和医生的共同努力，完全可以使多动症儿童恢复正常。

多动症儿童的心理咨询

心理咨询就是对多动症儿童的心理问题进行指导、商议、参谋的意思，帮助病人分析原因、指导对策、消除疑虑、解除危机、端正态度、树立勇气和信心。

心理疗法就是运用心理学的理论和技术，作用于心理活动，依据心理与生理相互作用的机理，改善其身心状态，达到治病的目的。

在实际工作中，心理咨询与心理治疗往往难以区别，这是因为在病与非病之间没有清楚的界限，在咨询与治疗的理论上没有明确的界限，疗程的长短也不是绝对的。但心理咨询与心理治疗之间还是有一定区别的，主要不同点有：

◆心理咨询服务的对象是正常人，而心理治疗的对象是有心理障碍的病人；

◆心理咨询是解决有限的、直接的具体问题，而治疗是解决病人的变异心理；

◆心理咨询大多是支持性的、指导教育性的，接触到的问题处在意识水平上，而治疗则是重建病人的人格，触及病人的无意识；

◆心理咨询的时间较短，而心理治疗的时间较长。

对多动症儿童的心理咨询主要是帮助儿童克服注意力分散、多动、冲动的缺陷，协调父母与孩子间的感情，消除孩子与老师、同学的矛盾，端正学习态度，树立信心，提高学习效果。心理咨询的具体内容有：

◆提供有关多动症的资料，包括通俗读本、问题解答及治疗方法等，帮助父母了解多动症的性质和对付的方法；

多动症儿童的一般心理治疗

多动症儿童的一般心理治疗与心理咨询相类似，主要是医生通过门诊看病的时候，向多动症儿童和家长提供一般的心理帮助和支持。其主要方法有解释、解答、鼓励、安慰、保证和暗示等，使药物治疗取得更好的效果。

▲ **解释**。医生向儿童和家长解释多动症的性质，使他们认识到多动症是慢性、长期的过程；多动症的种种表现是一种病态心理的反映，不是儿童的故意行为，他们无法自我控制，很容易受一些无关刺激而分心；他们的学习困难是由于他们不能专心学习，并不是由于智力差的关系。医生应该把药物的性质、作用、副作用、用药方法等向家长和儿童解释清楚，使他们能正确掌握药物的应用，使药物发挥最好的效果，避免副作用。医生要让家长和儿童认识到多动症是可以治愈的疾病，不过时间比较长，而且可能会有反复，要有耐心、信心和决心。对家长的种种疑虑，医生都应该以科学的态度和实事求是的精神向家长解释清楚。

▲ **解答**。多动症儿童的家长往往带着各种各样的问题来门诊给孩子看

病。如什么是多动症，我的孩子有没有多动症，多动症是什么原因引起的，多动症能不能治疗，多动症怎样治疗，用什么药治疗，治疗需要多长时间，治疗有什么副作用，治疗会不会有后遗症，孩子用了多动症的药会不会变成傻子……医生对家长提出的种种问题都应该耐心给以解答。只有把家长的疑问解释清楚以后，才能消除他们心中的疑虑，他们才能正确认识多动症，了解孩子的情况，才会努力去治疗孩子的多动症，帮助孩子克服多动症的困扰，使孩子与其他正常孩子一样生活、学习。

▲**鼓励**。多动症儿童和家长有各种不同的心理困扰，有的孩子自己很想努力把功课学习好，可总是控制不了自己，上课常常分心，东想西想，成绩不断下降，面对老师的批评、家长的责怪甚至打骂，孩子很容易出现自卑、消极情绪，害怕上学，不敢回家。家长因为孩子不听话，学习不好，觉得自己脸上无光，埋怨自己的孩子不争气，不好管，亲子关系紧张，矛盾加深，这对多动症的治疗是非常不利的。医生不能只是看病开药，还必须了解儿童和家长的心理状态，帮助他们认识多动症的本质，努力克服悲观消极情绪，鼓励他们树立治疗信心，鼓起勇气，面对现实，坚持下去，一定可以让孩子完全恢复正常。

▲**安慰**。不少多动症儿童的家长由于孩子不听话，不好管，采取各种方法，有的表扬孩子，鼓励孩子好好学习；有的恨铁不成钢，采取高压方法，又打又骂；有的不惜花钱请家庭老师补课等。很多家长虽然想尽各种办法，但效果并不理想，必然会产生悲观失望的情绪，担忧孩子学习不好，担心孩子以后没有出息，害怕孩子学坏、沾染上不良的习惯和行为。家长的忧虑和担心不是没有道理的，也不是多余的。医生必须坚定地告诉家长，儿童多动症是可以治疗的疾病，要安慰他们，孩子的智力正常，是可以把学习成绩提上去的，在医生、老师和家长的共同努力下，可以把孩子的注意缺陷、多动行为纠正过来。要说服家长不能心急，不能对孩子有过高要求，要以平和的心态面对孩子的现实，要重视孩子的每一点进步，安慰孩子不要急于求成，使孩子有信心不断努

力，克服分心、多动的缺陷，跟上同学的步伐，共同前进。

▲ **保证**。对多动症儿童实现一定的保证或承诺是一般心理治疗的内容之一。保证和承诺是多方面的。从儿童本身来说，应该承诺努力克服分心、多动的毛病，上课注意听讲，回家专心做好作业，听父母的话，按时服药，保证不长时间上网，不迷恋网络游戏等。只有发挥儿童的主观能动性，儿童多动症的完全治愈才有保证。对家长来说，必须保证孩子有一个宽松的生活和学习环境，用正确的方式方法教育孩子，及时奖励孩子的进步，保证孩子的药物供应等。对老师来说，要承诺对多动症儿童一视同仁，不能把他们列入另册，要更加关心多动症儿童的学习情况，照顾他们的实际状况，尽可能给以帮助等。对同学来说，要承诺不歧视、不讥笑多动症同学，要保证与多动症同学和谐相处，相互帮助，共同进步。对医师来说，要与多动症儿童和家长建立良好关系，保证及时给以指导和帮助等。

▲ **暗示**。用暗示或实例的方法对多动症儿童和家长进行心理治疗也很有帮助。如有的家长错误地认为孩子玩游戏很专心，可以长时间不动，特意买来电脑锻炼孩子的注意力，但结果事与愿违，不但孩子的多动症没有好转，学习成绩下降得更快。医生可以用具体例子说明有的多动症儿童在家长和医生的帮助下，把主要精力和兴趣放到学习上去，正确利用电脑，不长时间沉迷于网络游戏，逐渐克服了注意缺陷的毛病。又如多动症儿童学习不好，有的家长总是采取高压方法，不是打就是骂。医生可以用具体例子说明打骂不能解决多动症的问题，因为多动症是一种病，病是不能依靠打骂来治疗的。有的家长认识到以后就改变了教育孩子的态度，不再采取简单粗暴的打骂方法，而是耐心帮助孩子解决实际困难，孩子的学习成绩进步很快，成了班里的好学生。还有许多实例可以说明多动症儿童可以提高学习成绩，可以升入高中，可以升入大学，可以正常工作———一句话，多动症是完全可以治愈的。通过具体例子的暗示，使家长和儿童建立信心，这对疾病的治疗是非常有益的。

多动症儿童的个别心理治疗

个别心理治疗是对个别多动症儿童进行深入系统的心理治疗，比一般心理治疗更加个体化，更有针对性，便于有的放矢，达到更好的效果。

▲ 耐心倾听。为了全面深入了解病情，掌握多动症儿童和家长的心理状态，医生要耐心倾听家长和儿童的叙述，引导他们详尽地提供病史资料，列举日常生活和学校活动中的各种行为表现，把他们的一切疑虑和问题都倾诉出来，包括家庭成员，亲子关系，父亲或母亲对孩子的态度，孩子存在的问题和困难，学校的情况，与老师、同学的关系等，使他们对医生产生信任感，愿意倾听医生的指导，接受医生的帮助，这样可以增强他们对治疗多动症的信心，以便共同努力把多动症儿童治疗好。

▲ 共同分析。医生在详细听取家长和儿童的叙述以后，要把收集到的各种情况、问题和病史等资料，与家长共同进行分析，帮助他们找出主要问题和问题的主要方面。例如，孩子思想不集中、活动过多、任性、易激惹、学习困难等方面，如果学习困难是主要问题，而且特别是数学学习困难，重点就要帮助儿童克服数学学习困难。同时，医生要把多动症的性质、识别、预防、预后等向家长和儿童讲清楚，帮助他们提高对多动症的认识。如果孩子因为迷恋网络游戏而影响学习，使学习成绩下降，医生就应与家长共同分析孩子玩网络游戏成瘾的原因，提高孩子对学习重要性的认识，说明网络游戏的危害性，使孩子能逐步克服对网络游戏的依赖，增强学习的自觉性，改正学习不专心的缺点，逐渐提高学习成绩。

▲ 巩固成绩。多动症是一种慢性、需较长时间治疗的疾病，很难说出确切的发病日期。当家长和儿童来找医生治疗时，可能已经发病相当长的一段时间，有的可能在上学前就有多动症的表现，有的可能在上学以后才显露出来。医生应针对多动症儿童的不同情况，与家长商议治疗方法，持久地进行家庭治

疗，不断巩固成绩，提高效果，防止复发。主要做法是，要从儿童的实际出发，帮助儿童克服注意力不集中、容易分心的缺陷；对儿童的要求应宽严得当；以鼓励为主，诱导儿童好学上进，全面促进儿童的发展；正确掌握好药物的应用；建立沟通渠道，加强家长与医生的联系，使家长随时取得医生的指导和帮助。

多动症儿童的集体心理治疗

集体心理治疗主要是通过病人相互之间的交流和帮助，发挥集体的积极作用，相互影响，促进疾病治愈。

▲**举办讲座**。可以定期和不定期举办由家长和儿童参加的多动症知识讲座，发一些多动症的科普资料，用通俗易懂的语言，向他们讲解多动症的病因、发病机理、症状、诊断、治疗及预后等。通过集体讲座，使他们对疾病有一个正确的认识，消除他们对疾病的种种疑虑，提高他们治疗的积极性和自觉性，使多动症儿童得到更好的治疗。

▲**组织讨论**。举办讲座以后，可以留出一定时间组织集体讨论。如果人数较多，可以分成小组，一般以6～8人一组比较合适；如果人数不多，也可以不分组一起讨论。讨论前可以有重点地准备一些典型材料，做中心发言，同时应鼓励其他参加讲座的家长介绍各自的情况，提出存在的问题，交流经验，相互启发。家长在讨论中提出的带有普遍性的问题，可由医生帮助解答。对个别具体的问题，家长可与医生个别交流，共同商讨解决的方法。

▲**制订计划**。多动症儿童自我控制和调节能力比较差，对自己的学习、生活不能很好安排。有的从小就不能很好地适应周围的环境，母子之间关系不协调，婴儿对母亲缺乏适当的反应，母亲对教养孩子缺乏信心。有的家长对孩

子过分保护，有的家长又对孩子漠不关心，亲子间缺乏基本的感情和信赖，可能更影响孩子"自我"功能的发展。这样的家庭在进行集体治疗时，医生应帮助他们制订计划，安排好孩子的学习、生活、娱乐和休息，协助处理学习上的困难。要根据不同情况分别对待，消除家长的各种思想顾虑，定出预防疾病复发的具体措施。

集体治疗的人数可以根据具体情况而定，一般每次15人左右，每周1次或2次，每次2小时，以5～6次为一个疗程。

多动症儿童的行为强化疗法

行为疗法也叫行为矫正疗法，目的是矫正或消除不良的行为，修复或强化优良的行为。有报告表明，有人曾对有问题行为的3079例儿童进行行为矫治，取得不同程度的效果。儿童正处于生长发育阶段，一切的习惯或行为都在养成之中，且有很大的模仿性和可塑性。儿童的行为可以变好，也可以变坏，全在于大人的教育和引导。每一种行为都可以通过一定的方式使它增加或减少，产生或消失。增加或产生优良行为的方法都属于强化行为疗法。具体方法有以下几种。

▲ **奖励法**。为儿童制订出行为规范和计划，当儿童做到符合规定要求的良好行为时，应按事先约定给予奖励，使儿童有成就感，心里会觉得愉快和满足，这种良好行为就能增加或保持下去。如果儿童能自觉按规定时间去做作业，就可以给予奖励。奖励的方法可以灵活多样，可以是实物、代币、标记、玩具或承诺等。例如，规定在做完作业以后可以看一定时间的电视；也可以用五角星为标志，放在醒目的地方逐日记录，到一定时候再给予总的奖励；也可以用实物进行奖励，使儿童知道奖励的价值和为赢得奖励需要付出努力。同

时，应规定有不良行为出现时，要退还或减去原来的奖励。这是一种强化行为疗法，可以使多动症儿童巩固和保持良好的行为。

▲ **鼓励法**。鼓励法不同于奖励法，鼓励一般是以精神或语言为主，随时可以进行。如多动症儿童能主动把自己的书本整理好，或自觉地参加某项家务劳动，或能按父母的话去完成某一件事，父母就应立即用赞扬的语言加以鼓励，或以愉快和满意的表情予以赞赏，使孩子自觉地、主动地去进行有益的活动，或努力学习新的行为。父母平时要多观察儿童表现的每一个动作或行为，对于一些好的、优良的行为，要立即加以口头鼓励，这样可以起到强化良好行为的作用，以增加儿童产生良好行为的可能性。对于一些智能较弱的或不听话的孩子，父母通过经常鼓励的方法，可以训练他们自我服务、说话、与人交往等能力。对于一些学习比较差和不自觉的儿童，家长可以通过不断的表扬和赞赏，提高他们的学习自觉性和自信心。如父母看到孩子写字比较认真，就可以赞扬他的字写得好；看到他写字有进步，就应该表扬他写字又有提高……如此反复强化，要不了多久，孩子的字就可以写得比较好，作业也会更认真地去做。

▲ **契约法**。父母与儿童之间对一些行为可以商定一种行为条约，就是契约法。当儿童完成契约规定的任务后，父母立即给予契约规定的奖励或特许，如允许他玩半小时的电脑，或买一件孩子喜欢的物品。如果儿童没有完成契约规定的任务，要按规定进行处分，或停止某些奖励等；如果又完成了契约规定的任务，应恢复奖励。契约一般应规定时间和范围，当儿童达到预定的期望行为后，契约就算完成。例如，多动症儿童常常不能按时回家，家长可以与儿童订立契约，规定每日必须在某时间回到家里。先规定一周时间，如果一周时间内孩子每天都能完成，就算完成了契约规定的任务，这次契约即可终止，需要另外制订新的契约。又如契约规定孩子能每天集中注意力专心写作业半小时，达一星期后就可以给予物质或精神的奖励。家长每天做好记录，儿童如果做到以后，一定要实现规定的奖励，不可失信，这样孩子就会认

真去完成契约。根据儿童的进步情况，家长可以逐步提高要求，达到行为矫治的目的。行为契约法对儿童注意力不集中、多动、冲动、学习困难等有一定的治疗作用。

▲ **塑造法**。儿童正处于生长发育时期，儿童的行为有很大的可塑性，行为塑造是培养新行为的一项技术。新行为的塑造需要有一个过程，具体方法如下。

◆ 要选定需要塑造的新行为，如要求每次专心写作业的时间为40分钟。

◆ 将新行为分成几个步骤，每一步骤的实施都要确保孩子能够完成。如集中时间分为10分钟、15分钟、20分钟、25分钟、30分钟、35分钟、40分钟这7个步骤。

◆ 选择对孩子有吸引力的有效强化物或奖赏，当行为完成时，立即给予强化。如坚持集中10分钟，允许玩游戏10分钟；集中注意力40分钟，允许玩40分钟。

◆ 精心安排塑造程序，促成新行为的极大可能性，训练时间要适当，逐渐延长，避免疲劳。

◆ 当前一步骤已经完成后，再做下一步的训练。如要求多动症儿童每天保持15分钟专心练字，可从短时间开始，逐渐延长；先由家长陪着练习，以后由儿童独自完成；先要求写一定量的字，以后再要求把字写好；等等。当儿童按规定完成任务时，就予以奖励，以巩固成绩。如此持之以恒，便可促进儿童注意力的发展。塑造还可用于教育儿童，使其养成自我服务、人际交往或社会技能等各种新行为。

▲ **榜样法**。榜样的力量是无穷的。儿童的新行为都是通过学习获得的，他们在日常生活中通过游戏、谈话、活动、学习、训练等，天天看，时时听，不知不觉形成许多行为和习惯，所以养成教育十分重要。父母是孩子最早、最直接的老师，父母对孩子的教育负有重大责任。孩子不好，总是先怪其父母没有教育好，所谓"子不教，父之过"，所以父母对孩子必须随时注

意教育，使他们懂得应该做什么，不应该做什么，逐渐养成其良好的行为习惯。在养成教育中，父母的榜样作用是非常重要的。父母的一言一行，一举一动，很容易被孩子模仿、学习，特别是父母的不良行为，孩子学得更快。如要求孩子不随地吐痰，首先父母自己不要随地吐痰；父母若有烟酒嗜好，孩子也会养成吸烟喝酒的不良习惯；父母经常专心学习，孩子就有可能养成专心学习的习惯。"身教重于言传"，孩子在父母榜样的带动下，就可以养成各种良好的行为习惯。

多动症儿童的行为消退疗法

优良行为可以通过强化的方法加以产生或增加，不良行为也可以通过消除的方法加以消除或减少。行为消退疗法就是减少或消除不良行为的方法，具体有如下几种。

▲ **取消奖励**。优良行为出现后所得到的奖赏，应在行为消退或又出现不良行为时取消。如多动症儿童又不能自觉按时做作业时，就要按规定扣去奖励，使儿童懂得应该把优良行为保持下去。如此反复多次，就有可能把优良的行为变成良好习惯。但也有可能孩子不理会奖励而重犯旧病，这时可采取新的方法。

▲ **批评和劝告**。对儿童的不良行为，父母不能用简单、粗暴的方法去对付，应该采取善意的批评和劝说。在批评和劝说时，要以和蔼、爱护的态度明确指出不良行为的错误，用说理的方法使儿童认识自己发生的问题和问题的严重性，并指出克服不良行为的办法，从而使不良行为减少或不再发生。这种方法比较温和，不容易引起儿童的逆反心理，但效果也比较慢，需要反复多次才能见效。只要父母坚持对儿童不良行为不断进行劝告和批评，而不要默认和不

管，总有一天能使儿童觉悟而改正不良行为，而且一旦改正，通常就不会再犯。父母对多动症儿童要多进行批评或劝告，才能使不良行为逐渐消退。如果父母对孩子的不良行为不加批评，不予劝阻，不良行为会继续下去。

▲ **消退**。停止强化原来强化了的行为，使儿童应答减少，从而减少不良行为的发生。例如，儿童哭闹、发脾气往往是由于父母过分关注才强化的，导致爱哭、好发脾气的不良行为习惯的形成。如果父母对儿童的哭闹先不予理睬，等他不哭或减弱哭声后再讲道理，多次以后，孩子就会减少哭闹或不再哭闹。这就是行为消退的方法，又叫淡化处理。又如儿童有不自主的眨眼动作，父母往往十分担心，过分关注儿童的眨眼动作，常常要求儿童控制眨眼，引起儿童的紧张心理，反而促使儿童眨眼增加。如果父母对儿童的眨眼不予理睬，眨眼动作就可能逐渐消退。父母应找出产生孩子不良行为的强化因素，针对该因素使其消退，不良行为也就会逐渐减少。消退方法可以治疗儿童多动症、抽动症、攻击行为、暴怒等。

▲ **处罚**。就是对不良行为的结果给予不愉快的刺激，使其减少或消除不良行为。处罚只是使行为得到暂时的抑制，一旦没有处罚或处罚不适当，不适当的行为又可重现。处罚的方式很多，但对儿童的处罚不能采取训斥、恐吓或打骂等粗暴的方式。可以采取暂时隔离法，即命令他面壁反省等，一般时间5分钟左右即可；也可采取严肃而冷淡的态度，使他们明白不良行为是不被他人接受的；也可以令其停止某项他喜欢的游戏或不给他奖品，以表示惩罚；或给予批评，指出错误或缺点。父母在处罚的同时，应使儿童感受到父母对自己是爱护和关心的，没有其他恶意，儿童才可能领悟到自己不良行为的错误，从而有决心改进不良行为。如多动症儿童调皮、不听话，把东西破坏了，家长可以给予一定的处罚。如果用简单粗暴的手段把孩子痛打一顿，不但起不了作用，反而会造成儿童的逆反心理和怨恨情绪。处罚的方法可用于治疗儿童破坏性行为、攻击性行为、自伤行为及多动症等。

多动症儿童的行为认知疗法

一个人的外部行为往往是由人的思想和内心体验决定的。错误的观念、不合理的信念或不正确的认识过程，可以产生不良的行为和不良情绪。要改变这些不良的行为和情绪，必须纠正这些错误的、不精确的观念、信念和认识过程。认知行为疗法就是纠正病人这些不合理的、消极的信念、观点和认知过程，使病人的行为和情感得到相应的改变。治疗者首先应该与父母及其孩子建立信任、合作的良好关系，在此基础上，治疗者与孩子和家长共同找出儿童的不良认知、错误观念或不合理的信念等，并指导训练或学习的方法来纠正其错误认知，使多动症儿童的认识更接近实际和现实，从而改善其心理障碍，达到治病的目的。

例如，多动症儿童往往有学习困难，家长总以为孩子不用功，不肯学，儿童也以为自己不如其他儿童聪明，失去学习的信心等。实际上，孩子学习困难是由于注意障碍造成的，导致其上课思想不集中、学习不专心，并不是孩子不肯学、不聪明。要克服学习困难，必须从改善儿童的注意力入手，只有克服了注意的缺陷，才能提高学习效果。家长只有改变了对孩子学习困难本质的认识，才能帮助孩子去克服注意障碍，而不会采取简单粗暴的方法强逼孩子去克服学习困难了。如果孩子认识到不是由于自己不聪明造成学习困难，就会有信心和决心去努力学习，提高学习效果。

又如多动症儿童的多动、冲动行为，父母和老师往往认为是孩子故意为之，常常采用打骂的方法来加以制止。实际上，孩子缺乏自我控制能力，不能有效控制自己的多动、冲动行为，是一种病态的表现。父母和老师如果认识到孩子的行为不是故意的，而是一种病态行为，就会改变对孩子粗暴的态度，会以同情、谅解的心态去帮助孩子克服多动、冲动的病态行为。

再如某多动症儿童原来在重点班学习，由于注意困难，学习成绩下降，在重新分班时被分到普通班，这使孩子产生了一些认知偏差，认为"自己笨，成绩不如别人，到了普通班也会学习不好，成绩可能越来越差"，产生自卑、焦虑情绪。家长和老师应该纠正孩子的这种认知偏差，普通班的学生并不是笨，而是学习内容更适应学生的实际情况，只要努力学习，完全可以达到教育要求。重点班的进度比较快，内容比较深，不适宜自己的状况，对学习反而不利。孩子提高认知以后，就可以克服自卑、焦虑情绪，能满怀信心地投入到今后的学习中去。

行为认知疗法可用于治疗多动症、抑郁症、紧张、焦虑及冲动行为等。

多动症儿童的自制力训练

自制力就是自我控制的能力。自制力对每一个人都很重要。有自制力的人能够控制自己的行为，知道该做什么，不该做什么；缺乏自制力的人对自己的行为不能自我控制，不知道该做什么，不该做什么，行为带有冲动性和盲目性。多动症儿童的多动、冲动行为正是缺乏自制力的表现。所以，儿童自我控制能力的训练是治疗多动症的一种重要心理疗法。训练的主要内容有如下几种。

◆ 帮助儿童认识多动症通过训练是完全可以改善的，建立自信，并主动参与训练等。

◆ 帮助儿童选择最有效的方法进行自我控制能力的训练。

◆ 实施解决问题的最佳方法。

◆ 对实施情况进行评价。

◆ 为巩固自我控制能力进行自我强化。

具体步骤分3个阶段。

第一阶段，帮助儿童认识多动症的性质和自我控制能力的训练方法。

◆ 使儿童认识到多动症对他们日常生活和具体事例的危害。

◆ 使儿童树立信心，相信多动症是可以矫治的，并鼓励他们努力克服自己的缺陷。

◆ 向儿童介绍自我控制能力训练的基本要点。

第二阶段，增强儿童解决问题的主动性和能力。

训练时可用以下方法。

◆ 把作业按难易程度分别进行训练。

◆ 逐渐增加作业练习的难度。

◆ 按儿童个别能力选择合适的教材。

◆ 提供系统的复习资料。

家庭和学校可用以下方法。

◆ 帮助父母和老师提出与儿童能力相适应的要求，并使这些要求得到成功执行。

◆ 鼓励父母和老师对那些取得成绩的儿童实行奖励。

教会儿童写作业的一般方法。

◆ 明确了解作业的要求。

◆ 估计自己的相应知识。

◆ 思考解决问题的一切可能。

◆ 评价解决问题的效果。

◆ 仔细检查作业。

鼓励儿童独自解决问题，克服消极的东西。

◆ 把儿童看成解决问题的"主人"。

◆ 使儿童避免对训练者过分依赖。

◆ 反对刻板的、模仿性的教育方法，鼓励儿童的创造性，如用自己的语言复述教导的内容。

◆ 对儿童正当的行为要加以鼓励，并实行物质奖励。

◆ 帮助儿童区别是由于粗心所造成的错误，还是由于真正对问题不理解而引起的错误。

提醒儿童克服影响他们解决问题的行为和态度。

◆ 对儿童注意力减退或不良行为，提醒他们注意。

◆ 提醒儿童不要过多说话。

◆ 提醒儿童要深入情况或问题中去进行探讨。

◆ 不要用降低要求标准来衡量自己的成就。

第三阶段，教会儿童解决特殊问题的方法。

增强注意力集中的方法。

◆ 利用电影、电视技术来提高儿童的注意力。

◆ 突出问题的重点加以注意。

◆ 对影响注意的危险因素进行分析，并加以克服。

◆ 仔细听取主要的信息资料。

直接为提高自我控制能力提供有关技巧。

◆ 教会儿童养成静坐思考问题的习惯，直到问题解决为止。

◆ 为儿童提供专用场所，保管有关资料和用品，便于儿童应用。

- ◆ 准备专用笔记本，以记录课堂上布置的作业。
- ◆ 准备专用记事本，记录有关事情或作业。
- ◆ 把每日作业本、书籍、衣服等必需用品收拾好，以便次日取出使用。

帮助儿童提高觉醒水平的方法。

- ◆ 工作中保持觉醒状态。
- ◆ 教育儿童命令自己保持激励或镇静状态。
- ◆ 建议在集中精力工作期间，进行有意的休息。
- ◆ 儿童可用兴奋法来对抗疲倦。

对学习困难儿童的特别教育方法。

- ◆ 用反复练习的方法和特别教育的方法。
- ◆ 特别学业活动所需要的方法（如分数的加法，文章的书写等）。

多动症儿童的注意力培养

注意缺陷是多动症儿童的核心问题，培养和训练儿童的注意力，克服容易分心的问题，是治疗儿童多动症的关键。这需要儿童、家长、老师和医生的共同努力和合作，进行较长时间的深入细致的工作。

▲ 培养学习的自觉性和主动性。学习的自觉性就是清晰地意识到自己的学习目的或学习的社会意义。儿童一旦有了学习的自觉性，就会表现出对学习的热情，产生积极主动的学习态度。儿童在入学前往往不十分清楚学习是怎么一回事，而抱有一种新鲜感和向往的心情。家长和老师要重视儿童的这种心情，

帮助他们克服学习上可能出现的困难，促使他们保持学习热情。要用儿童所能理解的事例，如读书写字可以学会写文章或看报，可以参加工作，可以发明创造，可以推动社会发展等，逐步启发和培养儿童的学习自觉性和主动性，养成良好的学习习惯，使他们以积极的态度去参加学习活动，高度集中注意力去学习。

▲ **明确学习的具体目标和任务**。要使儿童集中注意力学习，还必须让儿童明确认识学习的具体目标和任务，提出每一节课、每一次作业的具体内容和要求。老师提出的要求越明确，任务越具体，越容易引起儿童的注意。老师对要求的学习任务应有专用本记录下来，以防儿童遗忘，也便于家长督促检查完成作业的情况。老师对儿童的每一点进步要及时予以奖励，鼓励他们的学习热情；对学生的困难要耐心进行帮助解决；对学生的缺点错误要予以适当指正，防止其重犯。这样就能使儿童主动积极地把注意力转向学习任务。

▲ **培养儿童持久的学习兴趣**。兴趣是产生和保持注意力的源泉。儿童对感兴趣的事很容易引起和保持注意，不感兴趣的事就不去注意。最初，儿童对学习的过程和学习的外部活动比较感兴趣，如一会儿听课，一会儿写字，一会儿阅读等，不太注意学习的内容和结果。从小学三年级起，儿童开始喜欢比较新的、需要开动脑筋独立思考的作业，如愿意做应用题而不愿意做演算题，愿意讲解而不愿抄写等，从直接兴趣向间接兴趣发展。学习不只要求识字、阅读、演算，而且要求知识的完整性和系统性，并且逐渐把学习与将来的理想联系起来。由于间接兴趣的发展对目前无直接兴趣的内容或活动过程，甚至是枯燥无味的活动也能保持高度注意，所以家长和老师不但要用自己的行动、语言、形象、实物、图表及模型等多种形式和方法，吸引儿童学习的直接兴趣，更应把学习的意义和将来的用处联系起来，培养儿童的间接兴趣，使儿童能保持长久的学习兴趣，自觉地集中注意力进行学习。

▲ **培养儿童的组织性和纪律性**。儿童上学以后，开始进入比较严格的学校集体生活。为了保证班级同学能有秩序地专心听课，需要有严格的组织性和纪律性。班级的良好组织性和纪律性是保证全班学生保持集中注意力、专心学

习的必要条件。一个组织性、纪律性差的学生常常会把注意力分散到学习以外的地方去，影响其对讲课内容的理解和吸收。从小学一年级开始，就要培养儿童良好的组织性和纪律性。如上课不迟到、听课不讲话、发言要举手、坐姿要端正、不做小动作、作业自己做、秩序要遵守、同学互帮助等，使其养成良好的学习习惯和性格倾向，把精力集中于学习上。

▲ **改进教育的内容和方法。** 老师要根据儿童的发展水平，安排适当的教学内容。初入学的儿童对单调的文字内容不容易产生兴趣和注意，必须用配有色彩鲜艳的图画的教材来吸引儿童的注意。老师的教学方法也要生动活泼，努力启发儿童的独立思考。儿童的注意力常常有很大的个体差异。老师要采取积极鼓励和严格要求相结合的方法，对注意力较差的学生，要鼓励他们努力学习；对多动的儿童要多督促和提醒；布置作业要突出重点，内容适当，形式多样，强调基础，不使他们感到太难。对注意力较好、能力较强的儿童，可增加一些补充作业，满足他们的求知欲望，保持其对学习的注意。教师应了解各个儿童的注意特点，分别对待。只有教师注意了学生，学生才会注意教师。因此，教师必须努力改进教学方法，来吸引学生注意听课。

▲ **保持适当的教学速度，防止儿童过分疲劳。** 教学速度过慢，会使学生感到空余时间太多而引起注意力分散、做小动作、不专心听讲；教学速度过快，会使学生感到跟不上进度，难以保证不分心，以致无法完全吸收讲课内容。老师不但要把每一节课的内容安排好，而且一节课的讲课速度也要安排好，先紧后松或先松后紧，都会影响儿童的注意力。

学习上的疲劳是学生不能保持注意力的重要原因。疲劳往往是由于学习负担过重而产生的，也可由于单调刺激所引起，或时间过长所造成。因此，教师不应使学生负担过重，讲课尽量做到生动有趣，防止单调乏味，作业不要布置太多。在做家庭作业时，家长应允许儿童每半小时左右稍事休息或进行几分钟的活动，如听听音乐、看看电视等，松弛一下紧张的学习情绪，然后再继续写作业，以防过度疲劳。

多动症儿童的社会能力训练

社会关系不良也是多动症儿童最为困扰的问题之一，他们常常受到同学的排斥或轻视。学校和家长应重点帮助他们提高社会能力和改善社会关系，具体方法如下。

▲ **社会技巧训练**。帮助儿童学会实际社交技巧，使他们融入集体，参加集体活动，进行相互交流，相互帮助，相互学习，与同学和谐相处，成为集体中的一员。学校有许多兴趣小组，多动症儿童可以根据自己的特长参加一两个兴趣小组，如读书、体育、音乐、书法、绘画、外语、数学小组等，与同学一起活动，一起讨论，交流思想，交流感情，共同进步。他们在集体生活中必然会遇到各种情况和问题，老师和家长要经常给以指导、帮助，提高他们处理情况和解决问题的能力。如受到表扬时不能骄傲，不要把功劳都归于自己；受到批评时不要气馁，认识缺点，以后改正；受到挫折时不要灰心，接受教训，重新再来；与同学有争执时，不要冲动，要平心静气摆事实、讲道理，解决矛盾；在与同学相处时不可以强凌弱，无端生事，要有与人为善、宽以待人、严以律己、助人为乐的精神。只有学会了社会生活技巧，才能在集体生活中生存、成长和发展。

▲ **认知技巧训练**。多动症儿童的社会认知、思维过程比较差，人际关系比较紧张，经常影响同学学习，不听老师的话，不受同学欢迎和老师喜爱，因此他们内心比较孤独，不能与同学打成一片。家长和老师应该帮助他们提高社会认知，发展思维过程，处理好人际关系。例如，如何正确对待自己、对待他人，如何保持良好的人际关系，如何解决产生的矛盾，自己在集体中如何发挥应有的作用，有了困难如何应对，等等。他们在日常生活中必然会遇到各种各样的情况，必须有思考的过程，提高自己的认识，合理、妥善地加以解决。

▲ 课堂社会能力训练。儿童在学校里是以班级、课堂为基本活动场所，加强课堂训练，提高多动症儿童的课堂社会能力是治疗多动症的有效方法。老师应向全体同学介绍学校环境、课程设置、规章制度、娱乐设施等，提倡同学之间团结友爱，互相帮助，发挥集体力量，帮助和支持社会能力较差的同学发展良好的社会能力。不要孤立或羞辱社会能力较差的同学，要使同学认识到多动症是一种心理缺陷，完全可以治疗好，动员大家以同情的心态帮助多动症同学克服缺点，共同进步。集体治疗多动症儿童的社会技巧，需要老师反复讨论和强调团体行为规则。要吸收多动症同学参加各种活动小组，要鼓励小组成员讨论大家普遍关心和感兴趣的问题，如时事、新闻、电视、电影、体育及爱好等。组织娱乐活动小组，如体育队、舞蹈组、歌唱队、美术组等，以便促进同学间相互交往和学习，有利于多动症儿童社会能力的发展。在课堂上，老师要多关心多动症儿童的动向，鼓励他们多提问、多发言，有优点就表扬，有缺点就帮助，提高儿童的课堂活动能力。有个别老师对儿童多动症缺乏认识，因为多动症儿童学习成绩差，拖了全班同学的后腿，影响了老师的奖金，对多动症儿童十分怨恨。这些孩子常常被老师责骂，甚至被老师打伤，回到家里又少不了家长的一顿打骂，严重挫伤了他们的自尊心。这样不但不能解决问题，反而把多动症儿童推到绝路上去。

多动症儿童的家庭治疗

家庭治疗的目的

▲ 提高认识。帮助父母正确认识多动症的性质，树立治疗疾病的信心，使家长加强心理承受能力，努力把孩子的多动症治好。

▲ **协调关系**。帮助协调好家庭成员之间的关系，找出建立良好家庭关系的方法，统一全家人对多动症的认识和治疗意见。

▲ **改善情绪**。帮助多动症儿童家庭保持和睦、宽松和充满希望的氛围，克服由于多动症儿童引起的家庭不和、悲观失望和焦虑愤怒的消极心态。

▲ **学会教子**。帮助家长学会正确教育子女的方法。家庭教育不当可能是引起多动症的重要因素。对这类儿童，改变家庭教育尤为必要。

家庭治疗的具体要求和方法

▲ **明确正确观点**。医生向家长讲解多动症的性质、病因、病程、治疗、预防及预后等知识，消除家长对多动症儿童的误解和疑虑。家长要明确以下四个观点。

◆ 多动症不是儿童的天性，而是一种疾病。

◆ 多动症不是儿童的故意行为，而是一种无法自控的病态表现。

◆ 多动症不是一个急性、短时的病态过程，而是一个慢性、长期的病态过程。

◆ 多动症不容易自然痊愈，但是可以用药物、心理等综合疗法治疗，约三分之二的患者在成人期前能缓解症状。

▲ **协调相互关系**。家长必须面对现实，要认识到多动症儿童比一般正常儿童管教困难，在培养、教育、指导和管理方面要花更多的精力和时间。家长要从孩子的实际出发，不可要求过高，也不能像对正常孩子那样严格。不切实际的要求不但达不到目的，反而会造成儿童的心理压力，使家长与子女的关系更加紧张。家庭成员的认识要统一，父母、老人对多动症儿童的态度和要求应一致。

▲ **安排作息时间**。要把孩子的作息时间安排好，生活要规律，按时作息，适当安排文娱及户外活动。父母要随时关注孩子的行为表现，及时表扬孩

子的良好表现。父母要花一定的时间和精力来管教子女，可以加入儿童日常活动的学习、游戏，以便及时发现问题，及时予以纠正。不要迁就孩子的某些兴趣，不遵守作息时间，无休止地玩乐，对孩子过多地看电视、玩游戏必须加以限制。

▲培养儿童能力。主要培养儿童的注意力和独立活动能力。家长要根据孩子不同的年龄，安排相应的学习内容，为他们创造安静的小环境，逐步培养他们能静坐下来、集中精力学习的习惯。要培养他们独立活动和自我服务的能力，学会一项，再换一项，如起床、穿衣、洗漱、家务、写字及看书等。家长要多鼓励儿童去独自活动，不要包办代替，逐步延长他们的学习时间和独立活动时间。

▲建立奖惩规定。家庭可以建立奖励制度和处罚规定，对孩子的每一点进步，要给予鼓励；对完成规定学习任务和独立活动表现良好的孩子，必须及时予以奖励。奖励是家长对孩子的行为做出的反应和肯定，可以使孩子服从管理，减少任性行为。对不符合规定的行为或不服从管理的孩子，要给予适当的批评或处罚，如扣去已得的奖品或暂时停止某种娱乐。家长对孩子要宽严适当，以奖励为主，如对一般活动可以放宽，有了成绩要多表扬，有了缺点要及时指出，帮助改正。对不良行为如逃学、打人等要严加制止，讲明利害，给予一定的处罚，但不能嘲笑、歧视和打骂。

▲发扬特长爱好。多动症儿童的智力并不落后，某些方面的发展还可能超过一般儿童。家长要善于发现孩子的爱好和特长，因势利导，循循善诱，从正面引导，让其正常发挥才能。要全面培养儿童的素质，不要单纯追求考试分数。要创造一定的条件，让儿童尽可能发挥他们的特长，培养他们的学习兴趣，启发他们主动、自觉地去进行学习。

▲加强父母修养。俗话说"身教重于言传"，儿童的许多行为、个性和爱好，都来自父母。父母为一家之长，必须以身作则，做好榜样，要求孩子做到的，自己首先要做到。家长要花一定的时间和精力来教育子女，不能只关心

自己的娱乐或工作，放弃对孩子的管教，也不能单纯依靠老人或老师来管教孩子。家庭成员教育孩子要统一思想、统一认识、统一方法，不要各行其是，使孩子无所适从。家庭成员之间要和睦相处，互帮互爱，不要闹纠纷，不要相互争吵、指责甚至打骂。要创造安定、欢乐、祥和、温馨的家庭环境，使儿童有安全感和温暖感。

▲ **加强与老师和医生的联系**。家长平时要经常与老师保持联系，了解儿童在学校的表现，听取老师的意见。老师要理解和帮助多动症儿童及家长，不要过分责备和苛求。老师不要因为班上有了多动症儿童，影响了课堂秩序，降低了全班成绩，使自己丢面子，降低威望，减少奖金，而经常训斥家长和学生，弄得家长又羞又怒，学生又怕又恨，使矛盾更加突出。老师和家长要共同合作来治疗多动症儿童，相互理解和帮助，不要互相指责，更不要把气出在孩子身上。

家长必须与医生保持联系，及时带孩子去医院进行检查诊断。要听医生的劝告，按规定方法进行治疗；定期与医生联系，反映治疗情况，取得医生的指导和帮助。为了加强联系，对多动症儿童可采用简单评分卡，每日记录儿童在学校的行为，家长可以从中了解孩子在学校的表现，从而有针对性地加以指导和教育，克服儿童存在的行为问题。

多动症儿童的学校管理

多动症儿童大部分时间是在学校里度过的，在那里生活、学习、活动、游戏，天天与老师接触，时时与同学为伴，因此多动症儿童的学校管理是非常重要的。学校管理对多动症的治疗起着无法替代的作用，也是学校的一项重要任务。

▲ **课堂管理**。多动症儿童上课不专心听讲，不遵守课堂规则，不听从老师指导，常常影响课堂秩序和同学上课，需要加强对他们的课堂管理和教育。具体方法是如下几种。

◆ 上课前，由老师找多动症儿童谈话，提醒他们注意自己的行为，反复讲清道理，要求他们专心听课。安排他们坐在教室的前排或老师容易看到的地方，尽量减少他们的分心和额外的刺激。

◆ 改进教材内容，提出适当要求，提供非文字性的强化方式，如电化教学、幻灯图片等，缩短写作业时间，提高学习兴趣。

◆ 采取适当的行为矫治疗法，可用标记方法（如用代币券、记分牌或五角星等）按规定记分，进行正向强化（有优良行为时给予奖励）或惩罚（有不良行为时扣去分数），使他们保持静坐，完成作业，遵守规定。

老师对多动症学生的要求应适当，不能与普通同学一样要求，要重点突出，抓基本内容，不要再增加多动症学生的额外负担。应以鼓励为主，他们一有进步或良好行为时就应予以表扬或奖励，以增强他们的信心。对不良行为也应给予适当处分，如上课讲话或玩东西，可令他站立听课几分钟或收走玩物，或予以口头警告等。但处罚不能用羞辱、取笑儿童的语言，更不应谩骂或殴打儿童，以防其产生逆反心理和不良后果。

▲ **课外行为管理**。多动症儿童在课外没有成人管理的情况下，容易与同学争斗或行为出格。在运动场、休息室、娱乐厅或汽车上等无约束的场合，更要加强管理。他们也知道公共规定，但在错误行为的刺激或压力下无法控制自己，所以对同学有攻击性行为，或扮演小丑角色。应使学校全体教职员工，包括食堂职工、校车司机，都了解多动症儿童的实际情况，并进行密切督察。要教育同学不要促使多动症儿童产生错误行为，特别不应对多动症儿童有歧视或厌恶态度。在发生争执或纠纷时，学校一定要以公正的态度妥善加以解决，不要使矛盾激化。只要学校全体员工和同学都来爱护、关心、监督和管理多动症

儿童，他们的治疗就能取得更好的效果。

▲ **特殊教育安排。**尽管老师尽了最大的努力来关心多动症儿童，但仍有不少多动症儿童很难管理，需要研究儿童的专业人员来帮助安排特殊教育。多动症儿童的智力一般并不落后，不应把他们送到特殊学校或辅导学校。他们的问题主要是注意障碍和缺乏自制能力，应采取措施制订适合他们的教育内容和安排适宜的环境。如教材内容要突出重点，抓基本训练，要求不能过高；布置作业要明确，减少不必要的内容；上课时间可适当缩短，上课形式可生动多样，多配合图片、实物，让他们有更多操作或演习机会，如课间背诵、朗读、黑板上演练、模拟考试等。生动灵活的教育方式，比较适合多动症儿童好动的特点，容易引起他们的兴趣和注意，可以得到较好效果。

▲ **建立行为报告卡。**建立多动症儿童行为简要报告卡，可供家长了解儿童在学校的情况。报告卡由老师根据学生的表现，每日或每周填写一次，也可由学生小组评定。报告卡采用记分的方法，0分表示完全正常，1分表示有点儿行为问题，2分表示有明显问题，3分表示问题比较严重。具体项目如下表。

儿童行为简要报告卡

学生姓名	上午课				下午课		
行为表现	1	2	3	4	5	6	7
1. 上课注意力集中。 2. 能静坐听课，不离开座位。 3. 及时完成作业（80%正确）。 4. 不与同学争斗。 5. 举手发言，不乱叫。	—	—	—	—	—	—	—
总　分							
老师签名							

多动症儿童的家长心理治疗

由于多动症儿童比一般儿童难管教，不听话，好惹是生非，学习成绩又不好，家长必然有许多心理困惑和不正确的认识，严重影响多动症儿童的治疗和恢复。因此，家长同样需要帮助和疏导。家长的心理治疗是治疗儿童多动症的关键，因为只有家长认识到多动症治疗的重要性，才会主动、积极为儿童治病，多动症儿童才有恢复的希望。家长心理治疗的主要方法有如下几种。

▲ 提高认识。许多家长对孩子的多动、冲动、注意力分散、情绪多变、行为异常等表现并不认为是多动症导致的，直到孩子学习成绩逐步下降甚至不及格时，才开始意识到问题的严重。孩子到医院就诊时症状往往比较明显，有的已经比较晚了，这样自然会增加治疗的难度。要提高家长对多动症的认识，包括疾病的性质、临床表现、确定方法、预防、治疗以及多动症的预后等，家长都应该了解清楚。还可以定期参加讲座，进行集体提问、讨论、解答，使自己对多动症有比较全面、深刻的了解。只有家长的积极参与，儿童多动症的治疗才有保障。

▲ 改变观点。医生应帮助多动症儿童的家长改正一些不正确的观点，否则会严重影响儿童多动症的治疗。家长的一种观点认为，孩子多动、调皮、不听话是自然现象，不用管，孩子长大了自然会好，而事实上多动症不容易自然痊愈。另一种观点是，孩子调皮、不听话、不肯学习是孩子不学好，是故意的行为，就是欠揍，于是家长时时骂，天天打，打得孩子皮破血流、痛苦不堪，可打骂绝不可能治好多动症。还有一种观点是，家长认为孩子可能智力比较低，只要加强辅导就可以学习好，于是家长天天陪读，夜夜家教，但收效并不理想。事实上，孩子的智力并不差，而是注意力有缺陷，容易分心，治疗重点应是提高儿童的注意力，加强主观能动性。只有改变家长的不正确观点，治愈儿童多动症才有希望。

▲ 消除疑虑。有些多动症儿童的家长心里有种种疑虑和担心，他们担心多动症能否治愈，用药物治疗会有副作用，用药以后会影响孩子的发育，用药会成瘾，用药有后遗症，用药会使孩子变傻等。事实上，这些疑虑和担心完全是多余的，许多多动症儿童经过药物和其他治疗以后，孩子变化很大，收到意想不到的效果。所以，治疗儿童多动症先要消除家长的疑虑和担心。只有家长有了治疗多动症的信心和决心，治好儿童多动症才有可能。

▲ 统一意见。在多动症儿童家庭里，有父母、老人、亲友，他们对多动症的认识可能是各不相同的，甚至意见完全相反。有的主张用药物治疗，有的反对用药；有的主张说服教育，有的要用高压手段；有的主张加强管教，有的随孩子的便放任不管。由于对多动症儿童的观点不一致，意见不统一，方法不相同，使得孩子无所适从，不知如何是好。意见最不容易统一的是用不用药物治疗，而药物治疗却是治疗多动的主要方法。因此，只有家庭各成员之间的意见完全统一，治疗多动症才有效果。

▲ 树立信心。有不少多动症儿童的家长为了治疗孩子的病，跑过许多地方，找过不少医院，吃过很多药，但没有达到预期效果，于是就失去治疗信心，认为孩子的病没有办法了。事实上，多动症是多种心理疾病中治疗效果最为理想的，关键是治疗方法是否正确，用药是否恰当。治疗效果不理想可能是他们的用药不恰当或方法不正确。虽然他们用过不少的药，可能用的不是对症的药，家长不应该失去治疗信心。只有树立治疗多动症的信心，才能把治疗进行下去。

▲ 坚持到底。许多家长不知道多动症是一种慢性心理障碍，用了几天药或几个月药，以为就可以治好了。有的家长看到孩子用药以后有明显进步，以为病治好了，就停止用药，结果不久以后旧病复发，还以为药物没有效果。其实，多动症是一种慢性疾病，恢复需要相当长的时间，少则一年半载，长的两三年或更久，家长必须有长期治疗的思想准备。多动症不可能看几次病、用几天药就能够痊愈。即使"好了"，停药以后又可能复发，这时再治疗仍然有效。所以，多动症的治疗应该坚持到疾病治愈为止，不可半途而废。

学校老师的心理治疗

在治疗儿童多动症时，老师的作用是不能忽视的。由于多动症儿童上课不注意听讲，不遵守课堂纪律，还影响其他同学学习，可能引起老师的反感和不满。老师不健康的心理状态和错误的言行，可能严重影响多动症儿童的治疗效果，甚至影响孩子的一生。所以，老师的不健康心理也应进行治疗，这样才能使多动症儿童在学校里有一个良好的环境，利于治疗。老师的主要问题有如下几种。

▲ **责怪**。不少老师因为班上有多动的学生，影响全班上课，又不肯听话，而且批评教育效果也不好，于是常常打电话叫家长来学校，责怪家长没有管好自己的孩子，责怪孩子没有家教，指责家长把孩子宠坏了。有的老师觉得自己不应该骂孩子，不可以打学生，于是暗示父母回家去好好管教管教，使孩子回到家里免不了挨一顿痛打，但孩子过后就忘，到了学校仍然不守纪律，不肯听课，老师也无可奈何。其实，老师应认识到多动症是一种心理障碍，孩子并不是故意不听课，而是无法自我控制。老师应该加强与家长的联系，把孩子在学校的情况告诉家长，安慰家长耐心引导孩子克服注意分散的缺点，建议家长带孩子去医院治疗。家长与老师要经常沟通，交流情况，不要相互指责，帮助孩子克服分心、多动的毛病。

▲ **怨恨**。有的老师因为班上有多动症的学生，影响了全班的成绩，觉得自己脸上无光。有的学校甚至把学生的成绩与老师的奖金挂钩，学生学习不好，老师没有奖金。加上多动症儿童不守纪律，经常吵闹不休，于是老师对一些成绩差的多动症学生心里非常怨恨，对他们另眼相待，不帮助他们解决学习困难，不让同学接近他们，使孩子处于孤独无助的境地。有的老师甚至打骂学生，还不许告诉家长。有的孩子回到家里，家长知道孩子被老师惩罚，不但没有安慰孩子，也不问清情况，又加一顿打骂，弄得孩子两面受欺，走投无路，

只好逃学、离家出走，甚至走上绝路。

有一个母亲带着13岁的女儿来看多动症门诊，说女儿学习不好，班上倒数第一，老师非常恨她，而且还动手打她，理由是影响了老师的奖金，减少了老师的收入。在学校里遭打的学生还不止她一个。可是孩子不但没有被打好，而且成绩越来越差，一年不如一年。孩子自卑心理很重，天天害怕去学校上学。

由此可见，如果只治疗多动症儿童一个人，不改变老师对孩子的不正确态度，不改变学校不合理的分配奖金制度，儿童多动症能治疗好吗？

▲**羞辱**。多动症儿童在学校里，或班上常常被人瞧不起，不受老师的喜爱，老师总是说他这里不对，那里不好，没有教养，没有出息。在课堂上经常因答不出问题，老师说他笨，没有脑子，不肯用心。许多同学受老师的影响，不愿与多动症同学接近，不肯和他们一起学习、活动和娱乐，有的还以讥笑或讽刺的口气羞辱他们，使得多动症学生抬不起头，不敢见老师、同学。他们的自尊心受到伤害，性格变得孤僻，影响了社会交往能力的发展。

有媒体报道，某中学老师因言行不当使学生诱发精神疾病。据学生王某妈妈说，有一天因为王某顶撞了语文老师，老师就在语文课堂上讲王某的爸爸是学校收破烂的。王某的自尊心受到伤害，此后不让爸爸再来学校收破烂，还让爸爸替她做作业。而且，王某还变得经常头痛，注意力更不集中，学习成绩下降，病情逐渐加重，甚至出现了明显的精神病症状。经司法鉴定，王某患有精神分裂症。经法院审判，学校要承担部分赔偿责任。

可见，老师不良的言行对学生的羞辱，可以造成严重的后果。

▲**外推**。多动症儿童在班级里很不好管理，自己不好好学习，还要影响其他学生，老师遇到多动症学生非常厌烦，把他们看成班里的累赘，是无法教育的孩子。有的老师说孩子太笨，智力迟钝，劝家长让孩子退学或转学，或换

到其他班级去，想方设法把多动症学生推出去。其实，同在一个班级里的学生，成绩不可能是一样的，总是有高有低，老师应该仔细分析成绩差的原因，把成绩差的学生提上去，不能一推了之。当然，有的多动症学生在班级里与老师关系紧张，与同学不能和谐相处，调换一下学习环境也是一种办法。不过，如果多动症儿童没有治疗好，即使调换了环境，也不一定能够适应，关键是把多动症治好。在多动症门诊经常有一些家长说孩子学习不好，老师让孩子转学，希望医生出个证明。其实，这些多动症学生智力并不低，而是注意力分散、学习不能专心造成的学习不好。我们建议这些孩子进行药物和心理治疗，继续在原来班级就学，试读半年。结果随着注意力的加强，孩子的学习不断进步，有的多动症儿童还成为班里的优秀学生。

总之，提高老师对儿童多动症的认识是非常必要的。以上所举的老师的一些心理状态，正是由于老师不清楚多动症的性质、原因、表现、处理方法才引起的。许多老师对一个聪明灵活的学生为什么读不好书也感到困惑不解，也不知道什么原因，更不知道如何是好。有的老师见到自己的学生经过多动症的治疗，症状消失，学习进步，完全变了一个人，才知道多动症是一种病，不是儿童故意的行为，从而认识到多动症是需要治疗的，是可以治疗的。由于老师天天与学生接触，对孩子的情况比家长了解得更清楚，有不少儿童就是在老师的建议下到医院来就诊、治疗多动症的。正是由于老师的参与和帮助，使许多多动症学生得到治愈。这些学生是幸运的，这些老师是高尚的。

第十章

儿童多动症的感觉运动疗法

感觉运动是人体大脑特有的功能，与动物的感觉运动有本质的区别。人体通过视、听、触、嗅等感觉通路，把外界的信息传递到脑内，经过解读、加工和统一，然后做出相应的运动反应。这个过程就是感觉运动统合的过程。感觉运动疗法就是为统合失调的儿童和正常儿童提供帮助，促进儿童感觉运动功能的发展，并使失调得到矫治。

感觉运动系统简介

　　人的各种感觉很早就出现了，在母亲怀孕期间，胎儿就有了触觉、前庭平衡、固有平衡等能力，出生后人的各种感觉器官（视觉、听觉、嗅觉、味觉等）功能也逐渐成熟。感觉器官（眼睛、耳朵、鼻子、皮肤、肌肉、关节等）能将外界的各种刺激接受和初步处理，然后再进一步向高级的大脑皮层传递。根据既往的记忆、经验、情感等，这些从低级中枢接受的感觉刺激信号在大脑皮层各区之间进行有效的分析和组合后，形成感觉—认知—协调—运动的高级行为模式，对感觉的事物完成全面、完整的认识。这种感觉刺激信息进入大脑并在大脑内有效组合的过程，就是感觉统合或整合作用。经过感觉整合后的信息通过神经的传导，作用于身体的各个运动系统，从而做出各种反应。从人体感官系统接受各种感觉刺激，直至身体做出各种反应的过程，实际上就是感觉和运动系统功能的结合和统一。

　　儿童的感觉统合功能是在发展的过程中，从单纯的各种感觉发展到初级的感觉统合，即身体双侧的协调，手眼协调，注意力、情绪的稳定及从事目的性活动，进一步发展到高级的感觉统合，即注意力集中、组织能力强，自我控制、学习能力、概括和推理能力不断发展等。感觉统合能力是大脑本身所具备的功能，但这种功能的发展还需要依靠环境的刺激和要求激发。

感觉运动统合异常的表现

　　人的感觉运动系统功能的健全有赖于整个大脑皮层功能的协调。正常人在清醒时，感觉统合功能是正常的。但某些儿童在生长发育的过程中，因大脑皮层各部分区域兴奋程度不一样，部分区域或细胞核团功能相对活跃，就造成了大脑皮层的协调性变差，感觉或统合过程发生了问题，不能够做出适当的反应，人的机体就不能有效和谐地运作，就会出现对刺激的异常表现，即产生了感觉运动统合失调。此时大脑的高级认知活动如注意力、组织力、控制力、协调力、感受力、判断力等都会受到影响，往往对感觉反应不敏感或过分敏感，常常会出现充耳不闻、视而不见的现象，这就称为感觉统合失调或感动统合失调。因此，感觉运动统合能力是儿童学习生活能力的重要基础，对孩子的全面健康发展至关重要。据国外报道，10%～30%的儿童有感动统合的异常。我国儿童感觉统合失调的发生率有逐年上升的趋势。感动统合失调主要表现有以下几种。

▲ **视觉感动异常**。表现为眼球运动困难，手眼协调性差，尽管能长时间看书、看电视、玩电动玩具，但不能流利地阅读，经常出现跳读、漏读或多字少字；将文字、数字、偏旁部首等看错、写错，甚至不认识字，学了就忘，不会做计算，常抄错题、抄漏题等。

▲ **听觉感动异常**。表现为听不懂老师讲课的内容，对别人的话听而不闻，丢三落四，经常忘带书本、作业本或忘了老师布置的作业。

▲ **触觉异常**。表现为触觉过分敏感或者过于迟钝，甚至洗头发、洗澡、抓痒痒、剪指甲、换衣服等都不能忍受。

▲ **前庭平衡功能失调**。表现为注意力不集中，上课不专心，多动不安，爱做小动作；调皮任性，易兴奋，容易违反课堂纪律，容易与人冲突，爱挑剔，很难与其他人同乐，也很难与别人分享玩具和食物，不能考虑别人的需要；身体平衡性差，走路容易跌倒，原地转圈时易眩晕。

▲ **动作不协调**。表现为动作笨拙，系鞋带、跳绳、骑自行车困难；有些孩子还可能出现语言发展迟缓、说话词不达意、语言表达困难等。

▲ **过度敏感心理**。表现为紧张、孤僻、不合群、爱惹别人、偏食或暴饮暴食、脾气暴躁、害怕陌生的环境、吃手、咬指甲、爱哭、爱玩弄生殖器、过

分依恋父母、容易产生分离焦虑等，害怕摇晃，不敢爬高，无法顺利下楼梯，怕玩旋转木马等。

多动症儿童感觉运动异常的表现

多动症儿童也常常有感觉统合功能的异常，主要表现有以下几种。

▲**感知觉异常**。多动症儿童的智力并不比其他儿童差，但有许多感知觉异常表现，如阅读、书写困难，辨别左右困难，精细调节功能困难等。

▲**眼—手协调功能差**。多动症儿童扣纽扣、系鞋带困难，拍皮球不灵活，投球不准，打乒乓球接不好球，写字常常将"6"写成"9"，或将"b"写成"p"等。

▲**学习困难**。多动症儿童进入小学后出现学习困难，注意力不集中，阅读、写字、计算等学习技能掌握不好，致使学业赶不上同龄儿童的平均水平。

▲**合作性差**。多动症儿童常常无法按照父母、老师的指示去行事，顽固、容易生气、情绪激动、易反抗、对抗领导，这些常使他们在与别人合作时困难重重。有些多动症儿童虽然比较固执，但因为自信心不足，常常依恋别人，这一点学龄期多动症儿童更为突出。

▲**反应异常**。多动症儿童在参加集体活动时常不守秩序，甚至破坏游戏规则，但又急于表现自己，故常常遭到同伴们的厌弃。他们容易兴奋、富于感情，很想交朋友，但人际关系不好，遇到不顺心的事情常常反应过度，容易对他人产生过激行为。一部分多动症儿童对家长、老师的批评和表扬都没有反应，使家长和老师在对他们进行教育时显得束手无策。

▲**自我评价低**。多动症儿童学习成绩不好，不守秩序，常挨批评，人际关系差，自我评价低，自信心不足，甚至自暴自弃。

多动症感觉运动治疗的原理及作用

1970年，美国心理学家爱尔丝（A.Jean Ayres）博士研究发现，感觉统合异常并不是智能发育有问题，也不是教育上的问题，而是儿童大脑功能发育不协调，与大脑整合功能不完善、不健全有关，需要进行心理训练来加以矫正。根据感觉统合能力的生理机制和发展过程原理，她经过多年研究，创设了一种非常有效的游戏运动疗法——感觉统合训练，即感觉运动治疗，让孩子通过各种专门的器械，在有计划、有指导、有针对性的游戏运动中，输入较强的感觉刺激，通过诱发的顺应性反应，增强和改善大脑的整合功能，从而使孩子能够有效地控制自己的行为，各种不良表现和失调状态得以矫正，大脑的潜在功能得到充分开发，情绪和性格得到调整。

感觉统合训练针对儿童存在的大脑对外界信息处理不良的问题，让孩子在一天中有多种身体体验，让他感觉种种不同的重力，帮助孩子控制自己的身体感觉，增加感觉信息的输入，尤其是前庭的输入，促进各种感知觉的协调，从而达到改善脑功能的目的。感觉统合训练主要包括提供前庭、本体和触觉刺激的活动，指导儿童参与各种活动。这些活动是对儿童能力的挑战，要求他们对感觉输入做出适当的运动反应，即成功的、有组织的反应。新设计的活动逐渐增加对儿童的要求，使他们的运动反应有组织和更成熟。感觉统合训练强调"统合"，实现大脑中各部分之间的联系和合作，并做出运动反应。通过训练，儿童形成适应性运动行为，从而使机体在大脑中形成适当的反应模式。涉及的感觉运动系统越多，训练的效果越好。

感觉统合训练过程几乎总让儿童感到愉快。训练就是玩，就是用游戏治病，将这些输入不佳的感觉信息用"玩"的方式加以有效的组织，培养儿童参与活动的兴趣，积极引导儿童自觉参与。但训练同时也是一项重要的工作，因为训练中有老师或训练人员的指导。孩子置身于色彩丰富、花样翻新的活动中，感到快乐、轻松，恐惧、害怕、紧张等情绪得到宣泄，重建自然情绪，从训练中获得更多的收益。

有学者报告对112例多动症儿童应用感觉运动治疗，结果总有效率为：运动协调78.2%，情绪稳定76.9%，作业改善60.7%，注意改善48.4%，学习成绩提高48.4%。一般来说，对一些运动笨拙的儿童，症状改善较快，有的孩子晕车、晕船现象也随之消失。情绪不稳定的孩子，特别是易暴怒的儿童，治疗后暴怒明显减少。写作业拖拉的矫治效果稍差，但是一旦孩子的眼—手协调功能提高，触觉防御问题改善，效果也是乐观的。感觉统合治疗对低年级儿童学习成绩的提高较高年级好。

感觉运动治疗的原则

感觉运动治疗是一种兼治疗和游戏于一体的新型行为治疗方法，对感觉运动失调儿童和多动症儿童都具有良好的效果，就是对正常儿童的动作、平衡等功能发育也有促进作用，因此应用较为广泛。感觉运动治疗原则如下。

▲ **安全性原则**。在进行感觉运动治疗时，训练的项目比较多，有的也比较复杂，需要儿童全身感觉系统和运动系统参与。由于他们的感动系统不够协调，容易出现失误或损伤等意外情况。因此，在进行感动训练时，必须注意安全，做好安全保护工作。这是一项治疗任务，不是普通的游戏，不能让孩子独自在训练场上玩耍，必须有专职人员在旁指导和保护，使训练工作既有效又安全。

▲ **针对性原则**。在进行感觉运动治疗前，训练人员应清楚准确地了解儿童存在的感觉运动失调问题，并根据这些问题有针对性地选择合适的训练项目。可通过对多动症儿童日常活动、行为、游戏交往、学习状态、身体接触的

仔细观察，了解孩子的问题，必要时可借助观察量表和必要的心理行为检查。

▲ **兴趣性原则**。儿童的积极参与是感觉运动治疗的关键，因此培养儿童参与训练的兴趣是感觉运动治疗最重要的一环。如果儿童对某些训练项目动作一时做不到，不能一味地采取强迫方式或刻板地按"计划"行事，可在不经意中练习他原来做不到的动作。训练师要从情绪上缓解儿童的畏难和焦虑状态，使他从成功中体验到自信。训练师细心而有计划地去引导儿童，才能变被动为主动参与。通过一段时间的训练，儿童会感到身体各部位的相互协调能力在改善，感受信息、将信息进行统合及做出运动反应的能力逐步成熟，处理较复杂情绪、人际关系和学习的能力日益增强，这样就会提高其参与治疗的兴趣和信心。

▲ **快乐性原则**。儿童在训练中是否感到快乐，关系到训练能否成功，因此要注意在训练的过程中让孩子始终充满快乐情绪。训练场所布置得活泼、有趣，加上丰富多彩的器具，可使儿童仿佛置身于游乐场。训练时的气氛、训练内容的安排、儿童之间的相互配合也会影响训练的效果。如果设计出来的游戏方法给儿童带来挫折、痛苦，训练就会失败，儿童就会拒绝。许多儿童受到家长或老师的批评和指责，从心理上感到紧张、害怕、焦虑，从而影响他们的学习积极性，而学习积极性差又会导致家长或老师更多、更严厉的批评和指责，形成恶性循环。因此，训练应在积极快乐的气氛中进行，这样可以促进儿童身体和大脑之间的协调反应，帮助他们的感觉运动朝正常方向发展。

感觉运动能力发展的评价

目前，国内对于感觉运动能力发展的评定主要依照《儿童感觉统合能力发展评定量表》，该量表是北京大学精神卫生研究所在台湾"儿童感觉统合检核表"的基础上修订的，适用于6～12岁儿童的评定。评定量表分5类，共有58个题目。每个题目按发展能力水平的高低分1～5级。

（一）前庭失衡14个题目（1～14），主要评估身体大运动及平衡能力；

（二）触觉过分防御21个题目（15～35），对情绪稳定性和过分防御行为进行评估；

（三）本体感失调12个题目（36～47），评估身体的本体感及平衡的协调能力；

（四）学习能力发展不足8个题目（48～55），涉及由于感觉统合不良所造成的学习能力不足；

（五）大年龄的特殊问题3个题目（56～58），评定10岁以上儿童使用工具及做家务的能力。

儿童感觉统合能力发展评定量表

（一）

1.特别爱玩会旋转的凳椅或游乐设施，而不会晕。

2.喜欢旋转或绕圈子跑，而不晕不累。

3.虽看到了仍常碰撞桌椅、旁人、柱子、门墙。

4.行动、吃饭、敲鼓、画画时双手协调不良，常忘了另一边。

5.手脚笨拙，容易跌倒，拉他时仍显得笨重。

6.俯卧地板和床上，头、颈、胸无法抬高。

7.爬上爬下，跑进跑出，不听劝阻。

8.不安地乱动，东摸西扯，不听劝阻，处罚无效。

9.喜欢惹人、捣蛋、恶作剧。

10.经常自言自语，重复别人的话，并且喜欢背诵广告语言。

11.表面左撇子，其实左右手都用，而且不固定使用哪只手。

12.分不清左右方向，鞋子衣服常常穿反。

13.对陌生地方的电梯或楼梯，不敢坐或动作缓慢。

14.组织力不佳，经常弄乱东西，不喜欢整理自己的环境。

（二）

15.对亲人特别暴躁，强词夺理，到陌生环境则害怕。

16.害怕到新场合，常常不久便要求离开。

17.偏食，挑食，不吃青菜或肉皮。

18.害羞，不安，喜欢孤独，不爱和别人玩。

19.容易黏妈妈或固定某个人，不喜欢陌生环境，喜欢被搂抱。

20.看电视或听故事容易大受感动，大叫或大笑，害怕恐怖镜头。

21.严重怕黑，不喜欢在空屋，到处要人陪。

22.早上赖床，晚上睡不着，上学前常拒绝到学校，放学后又不想回家。

23.容易生小病，生病后便不想上学，常常没有原因拒绝上学。

24.常吸吮手指或咬指甲，不喜欢别人帮忙剪指甲。

25.换床睡不着，不能换被子或睡衣，外出常担心睡眠问题。

26.独占性强，别人碰他的东西，常会无缘无故发脾气。

27.不喜欢和别人谈天，不喜欢和别人玩碰触游戏，视洗脸和洗澡为痛苦。

28.过分保护自己的东西，尤其讨厌别人由后面接近他。

29.怕玩沙土、水，有洁癖倾向。

30.不喜欢直接视觉接触，常必须用手来表达自己的需要。

31.对危险和疼痛反应迟钝或过于激烈。

32.听而不闻，过分安静，表情冷漠又无故嬉笑。

33.过度安静或坚持奇怪玩法。

34.喜欢咬人，并且常咬固定的友伴，并无故碰坏东西。

35.内向，软弱，爱哭，又常会触摸生殖器官。

（三）

36.穿脱衣裤、系纽扣、拉拉链、系鞋带动作缓慢、笨拙。

37.顽固，偏执，不合群，孤僻。

38.吃饭时常掉饭粒，控制不住口水。

39.语言不清，发音不佳，语言能力发展缓慢。

40.懒惰，行动慢，做事没有效率。

41.不喜欢翻跟斗、打滚、爬高。

42.上幼儿园仍不会洗手、擦脸、剪纸及自己擦屁股。

43.上幼儿园（大班、中班）仍无法用筷子，不会拿笔、攀爬或荡秋千。

44.对受伤特别敏感，依赖他人过度照料。

45.不善于玩积木、组合东西、排队或投球。

46.怕爬高，拒走平衡木。

47.到新的陌生环境很容易迷失方向。

（四）

48.看来有正常智慧，但学习阅读或计算特别困难。

49.阅读常跳字，抄写常漏字、漏行，写字笔画常颠倒。

50.不专心，坐不住，上课常左右看。

51.用蜡笔着色或用笔写字也写不好，写字慢而常超出格子外。

52.看书容易眼酸，特别害怕数字。

53.认字能力虽好，却不知其意义，而且无法组成较长的句子。

54.混淆背景中的特殊图形，不易看出或认出。

55.对老师的要求及作业无法有效完成，常有严重挫折感。

（五）

56.使用工具能力差，劳作或家务均做不好。

57.自己的桌子或周围无法保持干净，收拾起来很困难。

58.对事情反应过强，无法控制情绪，容易消极。

感觉运动治疗的常用方法

常用感觉统合训练的教具有滑板车、平衡台、大笼球、羊角球、球池、单杠、滑梯、吊床、秋千、刷子、海绵、吊缆摇篮、网缆、平衡吊缆、跳床、圆木马吊缆等，游戏方法很多。

▲**增强触觉训练**。触觉是感觉统合训练的重点，触觉训练在于加强肌肤的各种触觉刺激，以便矫正触觉刺激，以及前庭对触觉刺激的抑制，使大脑的处理能力和身体的触觉神经建立起良好的关系，协调运动功能。可以用泥土游戏、抓痒游戏、麻布刷身游戏、冰袋游戏、梳头游戏、大笼球压滚游戏、毛巾蛋卷游戏等，来矫正触觉敏感或不足、身体协调不良。

▲**增强前庭—本体感觉**。前庭—本体感觉的加强，有助于平衡感与重力感的发展。通过治疗，可以增加前庭—本体感觉的输入和调整，促进平衡反应的反射感觉，强化大脑脑感的知觉。采用平衡台游戏、旋转浴盆、溜滑梯、在毛巾中坐飞机、空中升降机、滚滚圈、滚滚筒等平衡游戏，调节身体协调不良；吊缆游戏对重力感不良的孩子帮助很大，可提高视觉统合、眼球移动控制。

▲**手脚及身体协调**。在限制范围的积木平衡台上活动，可以强化身体双侧配合、平衡反应和视觉运动协调。多种运动综合持续进行，对身体协调、空间知觉和运动企化的形成帮助很大。

▲**触觉学习—身体协调相结合**。强化前庭功能及颈部张力，调节重力感，可采用玩身体跷跷板，坐、卧在大笼球上，在倾斜垫上运动等。这些对触觉敏感或迟钝儿童帮助很大。

▲**增加运动企化能力**。在跳床运动中和儿童进行某种游戏，促进跳跃平衡，这对运动企化、大小肌肉运作、平衡反应、视觉运动协调帮助很大。滑板也可以强化前庭—本体感觉、培养运动企化能力。

▲ **整体感觉统合功能**。在进行滑板活动时，视觉将信息大量送往中枢神经系统，本体感觉输入小脑，调节着肌肉紧张感的变化。大脑—小脑间的相互作用可以促进感知觉的整合，使孩子的整体感觉统合功能积极发展。

儿童感觉统合训练一个周期是20次，一次1小时左右，训练内容包括感觉统合训练和特殊脑力训练两部分。心理医生根据每个孩子的失调程度安排不同的训练课程和时间。训练20次后测验，鉴定效果。训练时间是孩子下课后和节假日，一星期不少于两次，重度失调的儿童训练次数应更多一些。

第十一章

儿童多动症的音乐疗法

·

　　音乐治疗就是以心理治疗的理论和方法为基础，运用音乐特有的生理、心理效应，使求治者在音乐治疗师的共同参与下，通过各种专门设计的音乐行为、经历音乐体验，达到消除心理障碍、恢复或增进身心健康的目的。

什么是音乐治疗

一般来讲，对儿童的音乐治疗就是由音乐治疗师引导儿童参与音乐活动，通过音乐活动和参与音乐活动过程的体验来调节情绪和矫正行为。

有些人可能会将音乐治疗理解成听什么音乐能治什么病，以为开出固定的"音乐处方"去听音乐，就能治疗某类疾病。这其实是一种误解，因为患者的个体差异非常大，采用的音乐治疗方法千差万别。对有分心多动障碍的孩子，就更不能让他们只听一种固定的音乐了。具有这种障碍的孩子一般不能安静地聆听，所以更需要设计一些能吸引孩子的音乐活动，全方位地调动孩子的听觉、视觉、触觉、运动觉和平衡感等，使孩子最大限度地融入音乐活动中。这就需要治疗师按照心理治疗的理论，选择一些音乐治疗的方法技术，制订出计划和音乐治疗程序，使多动症儿童的症状逐步得到缓解。

音乐治疗多动症的依据

在对儿童进行行为训练、行为矫正时，运用音乐的形式是非常容易为孩子接受的。一方面是因为在孩子眼里，音乐活动就是一种游戏，它能给孩子带来快乐；另一方面是儿童在12岁以前处在"音乐临界期"（即与"学语期"相似的音乐敏感期，如果得不到开发，儿童的音乐能力会自然衰减），这一时期的绝大多数孩子都有良好的音乐反应能力。

从音乐的生理、心理效应来讲，音乐对人的脑生化物质、自主神经、大脑皮层下部位、大脑左右半球等能起到良性刺激作用。同时，音乐还能调节情绪，培养美好的情感，有效地塑造人格等，这些都为神经生理和心理试验报告所证实。

▲**音乐能影响脑生化物质**。报告显示，音乐刺激能影响大脑某些递质如乙酰胆碱和去甲肾上腺素的释放，从而改善大脑皮层功能。

▲**音乐能直接作用于脑干网状结构**。网状结构是位于脑干中央区纵横交错形成的网状神经纤维。网状结构具有广泛的整合作用，除参与调控躯体运动与内脏活动外，特别是对维持大脑的觉醒状态有十分重要的意义。网状结构内存在一个上行激活系统，对大脑皮层有普遍的激活作用；它还存在一个抑制系统，能使皮层兴奋水平普遍降低，诱导进入睡眠。所以，网状结构在人的心理活动中有着重要作用，它使有机体在一定刺激条件下，保持一定的唤醒水平和清醒状态，维持注意，激活情绪。从音乐治疗来讲，网状结构是对音乐刺激能迅速做出反应的部位，所以音乐通过对网状结构的刺激能对注意障碍的治疗起到重要作用。

▲**音乐能直接作用于边缘系统**。大脑边缘系统是由边缘叶与周围相连的结构组成的。边缘系统是有机体适应环境的高级中枢，它突出的功能是调节情绪行为和情绪体验，尤其情绪体验被认为是整个边缘系统整合的结果。音乐能直接作用于边缘系统，对人的情绪行为起到调节作用。

▲**音乐能影响自主神经功能，平衡交感和副交感神经系统，使人得到身心放松，从而缓解焦虑情绪**。自主神经一般不受意识支配，但自主神经系统的活动与情绪有密切关系。有人称，主管自主神经的下丘脑为情绪中枢，人们的情绪如焦虑、愤怒、痛苦、悲伤等，常会伴有明显的自主神经反应。音乐能有效地影响人的情绪，情绪通过自主神经的反应，可影响人的内脏器官，从这点出发，音乐就可以在身心治疗方面发挥作用。

▲**音乐能改善大脑皮层功能**。音乐能协调大脑左右半球，从而改善大脑皮层功能，促进人的智力发展，所以常被应用于儿童早期智力开发。音乐还能改善智力障碍儿童的能力，所以音乐也被广泛地应用于特殊教育。

▲**音乐能影响人格**。心理学研究显示，音乐能影响人格。情感培养对人

格成长至关重要，而音乐包容了人情感的各个方面，所以能有效地塑造人格。

▲ 音乐能改善人的行为。音乐活动是极有序的行为，有助于协调身心及建立和谐的人际关系，因此被广泛应用于行为治疗。

音乐治疗采取的常用方法

音乐即兴法

即兴法应用在孩子身上就似一种游戏形式。创造了奥尔夫音乐教育体系的著名音乐教育家奥尔夫认为，所有的音乐教学都应当从游戏入手，通过即兴达到它的目的，获得成功。《走向未来的音乐教育》一书介绍"奥尔夫音乐教育体系"时说："即兴是对一个人的一切禁锢的放纵。"在音乐治疗课上，孩子们能得到这种放纵的极大快感。

例如，一个音乐治疗课题研究曾经用过奥尔夫音乐教育训练的课例，"用手当脚随着鼓的节奏走"。先让孩子们坐在地毯上，把他们的两只手当作脚，"走"出鼓的节奏。当孩子们听到这个过去在课堂上从未有过的类似恶作剧似的提议时，个个瞪大了惊喜的眼睛，举起两只"新的脚"在地上起劲地"走"，还伴着大声的欢笑。随着鼓声节奏的加快，他们的"脚"也跺得越来越响，直到最后笑得前仰后合地躺在了地毯上。

当然，在游戏之后要引入有目的的音乐活动。接下来治疗师要求孩子们分别展示他们"新的脚"，并且说出哪只是左，哪只是右，还要按着2/4拍的鼓点一起喊："左右左，左右左……"这时既进入了音乐的节奏活动，又开始了运用"不随意注意"的"空间知觉训练"。左右的意识是空间知觉的基础，有空间知觉障碍的孩子常常分不清左右手（这一障碍会造成阅读和书写困难）。如果刻意训练空间知觉孩子们会觉得枯燥，跟着鼓点一起喊"左右左，左右左"，在不知不觉中就强化了空间知觉——这种治疗训练在孩子们欢乐的游戏中已经在进行了。

再接下来，治疗师搬来几架木琴和铝板琴，让孩子们用"新的左右脚"分别握住两只琴槌在木琴或铝板琴上敲出5度音程，左为低，右为高。就这样，孩子们由游戏进入了自然的音乐活动。这些简单的乐器发出的"叮叮咚咚"的优美音乐，使孩子们得到了美感体验，他们个个注意力集中，兴趣盎然。

音乐和身体动作相结合

按照奥尔夫的理念，音乐应和身体动作相结合。在人类音乐萌生之初皆为载歌载舞，这也最符合生命之初的儿童阶段的特点。儿童更需要从身体的动作中去感受音乐，身体的动作又最能产生节奏律动。节奏是生命力的基础，用身体感受到的节奏律动可以内化为动态的心理平衡能力。基于这一点，对孩子的音乐治疗从始至终贯穿着身体动作的设计。

在音乐节奏训练中可运用拍手、拍腿、跺脚、捻指的动作，选择歌谣和歌曲时，也尽量挑选那些能配合身体动作的内容，如歌谣《做早操》《堆雪人》《小鸭子》，歌曲《头肩膝盖脚》《分清左右》《大鼓和小铃》等。这样的歌谣、歌曲都可以配上生动的身体动作。

对于有障碍的儿童，他们单纯地聆听、学唱或学习弹奏都有一定的困难。音乐治疗训练采取调动儿童全身心的方法随音乐的韵律而动，以激发和唤醒儿童的潜在能力，促进儿童注意力与其他心理能力的增长，从而改善儿童的行为。

在音乐治疗中使用特殊的乐器

学习乐器演奏特别是像钢琴或提琴那样的乐器，正常孩子都会感到困难，有障碍的儿童就更难学会了，所以分心多动的孩子很难感受演奏乐器的快乐。但一些特殊的乐器如"奥尔夫乐器"或"铃木乐器"就不同了，它们具有原始乐器的特点，又大多属于纯节奏性乐器，演奏技法非常简单，又非常吸引人。木琴、铝板琴或手钟琴音色美妙，各种打击乐器丰富多彩，在孩子们的眼里，这些乐器都是诱人的玩具。所以，在治疗训练中，由语言节奏入手，适时加入拍手、拍腿、跺脚、捻指，再换成各种乐器击节就成了很自然的事。由于这些乐器深受孩子们的喜爱，所以在音乐行为治疗中能起到"强化物"的作用。

音乐治疗对注意障碍儿童的帮助

　　脑电生理和脑生化的一些试验结果显示，注意缺陷障碍的儿童脑平均诱发电位有较高的N1波，而缺乏40次/秒的高幅快波；还发现这些儿童脑内多巴胺β-羟化酶含量较低，多巴胺β-羟化酶是促进脑内多巴胺生成去甲肾上腺素的生化物质，其含量不足导致脑内递质去甲肾上腺素低下，形成注意缺陷障碍。虽然这还非定论，但在音乐治疗中有生理报告提出，音乐能刺激去甲肾上腺素和乙酰胆碱等递质的增加。同时，参与音乐治疗的儿童家长普遍反映，患儿在音乐治疗中，反映注意力的目光对视比在其他场合要好。这也许是注意力脑生化研究的一个佐证。

　　音乐治疗方法中使用的音乐刺激往往具有新异性，在音乐活动中强调"耳、口、眼、手、腿、脚"全身性地动起来，投入音乐当中。无论是在做"节奏训练"还是在做"随音乐律动"，都能达到刺激强度大的效果。对儿童的音乐治疗特别强调"即兴性"，将音乐活动编成有趣的游戏，以引起孩子们极大的兴趣。这些因素在引起不随意注意方面都有着特殊的功能。根据不随意注意可以转化成随意注意的机制，治疗师需要在设计每一个训练课程时，都注意材料的新鲜、生动，使用的乐器形象可爱，颜色鲜明，发出的声响清脆悦耳，这些都能激发孩子的兴趣。在音乐治疗课上，提高兴趣成为培养注意力的一个重要手段，使孩子们自始至终兴趣不减。从以往音乐治疗的临床实践中可以看出，儿童的注意力都有明显提高，这在一些研究课题的疗效评估中有清楚的体现。

家长与孩子的音乐互动可以减轻双方焦虑

孩子分心多动，家长就焦虑，这几乎是注意障碍的孩子父母都能体验到的。细心的家长或许会体察到，家长越是焦虑，孩子的障碍就越发明显，这似乎也符合"刺激—反应"的规律。要求家长主观上去控制紧张焦虑的情绪也较难奏效。那么，专家给家长提示，音乐可以帮助您！

音乐互动可以使家长和孩子都得到放松。家长和孩子一起听音乐，随音乐律动，跟孩子一起唱歌、拍手、说歌谣，就能达到减轻焦虑的目的。由于孩子都有喜爱音乐的天性，在音乐活动中，孩子脸上会出现喜悦的表情，家长紧皱的眉头也就会舒展开了。

在音乐互动中，家长还可以发现孩子注意方面的特点，如哪些乐曲或音乐活动使孩子更有兴趣，更能引起孩子的不随意注意；哪些音乐活动形式使孩子注意持续的时间更长久。这样家长就可以在与孩子共同参与的音乐活动中，训练孩子的注意力。

我们相信，孩子的障碍能在家长与孩子的音乐互动中得到逐步缓解，孩子的注意力以及其他心理能力能得到增长。更重要的是，家长与孩子的音乐互动能使家庭充满快乐。

第十二章

多动症儿童的家长教育培训

　　儿童多动症伴随的问题较多，父母常常因不能管教和规范孩子的行为而自责或被指责，给家庭带来很大压力和困扰。家长培训就是对多动症儿童的父母进行科学和系统的指导，帮助家长认识疾病，掌握管教孩子的技巧，达到改变儿童行为、改善家庭功能、缓解亲子矛盾、减轻父母压力、增强家长信心等目的，将大大有利于多动症儿童的康复。

多动症儿童家长教育培训概述

对多动症儿童家长的教育培训，是通过治疗师对孩子的父母进行科学和系统的指导，让父母能更好地管理和引导自己的孩子。治疗师指导父母采取特定的策略，对多动症儿童的不良行为逐一进行干预，增强其依从性和自控力，以达到减轻或消除不良行为的目的。同时，随着孩子依从性的提高，那些未经针对性干预的行为也有希望得到改善。家长培训的一些管理孩子行为的技巧，不仅适用于有行为问题的孩子，同时对正常儿童的教育和管理也有帮助。

▲ **国外多动症儿童的家长培训**。这种培训方法起源于20世纪60年代，现在已受到专业人士的重视并逐渐发展起来。目前，国外在该领域的经验较国内同道丰富，已经形成系统的培训方案。较为著名和系统的父母培训是由美国汉夫（Hanf）始创，并由巴克力（Barkly）扩展为"父母培训八步法"，给家长解释了孩子产生对抗行为的原因，如何关注、表扬孩子，如何用一套极为系统的代币方法奖励或惩罚孩子，如何在公共场合监管孩子，如何纠正孩子在学校的不良行为，适用于2～12岁的儿童。目前，这套方法已有医生用书和家长用书，可操作性很强，在美国已有很多儿童精神科医生接受培训。大量的研究证实这一方案有效，家长反映不仅可改善儿童的行为，还可改善家长对孩子的态度，提高家长管教儿童行为的技巧，减轻家长的压力，使家长更有信心，使家庭关系更和睦。父母培训的作用是积极、肯定的，有着远期的效果。

▲ **国内多动症儿童的家长培训**。家长培训可以帮助纠正孩子的行为，改善亲子关系，缓解家庭矛盾，减轻家长压力，对多动症儿童的不良行为有矫治作用，家长对培训的主观评价较好。因此，系统的父母培训法适用于中国的文化背景，可提供一种改善儿童多动症的非药物疗法。希望这一方法能使越来越多的多动症孩子摆脱烦恼。

多动症儿童可能产生的心理行为问题

多动症儿童可能产生一些心理行为问题，家长在教育培训中应该加以认识和理解，以便正确对待和处理。

▲ **逃避现实**。多动症儿童由于注意缺陷，小动作多，影响同学上课，学习成绩不好，惹是生非，常遭到老师的训斥、家长的打骂及同学的讥笑讽刺。他们的自尊心受到伤害，感到自己无用，总被别人看不起。他们的学习成绩下降，考试屡屡不及格。失败和挫折的经历使他们害怕再次遭到挫败而往往采取逃避现实的方法，以试图改变处处受责难的局面。他们害怕去接受新的学习情景，而采取不做作业、逃避考试，甚至逃学等方式来逃避。如孩子由于上课注意力不集中，没有听懂老师的讲课内容，作业不会做，他可能对家长说老师没留作业。次日为了逃避老师检查作业，又谎称作业遗忘在家里，或者找借口说头痛、肚子痛等而逃避上学。多动症儿童的这种逃避现实的行为常常被父母误认为有意对抗，从而加重惩罚，或增加额外作业负担。但这样做往往又无助于问题的解决，反而会使症状加重，家长和老师的愤怒情绪会更强烈，进入恶性循环。

▲ **孤独自卑**。由于多动症儿童在学校的环境中得不到应有的乐趣，他们便会自己创造一个假想的世界来求得心理上的安慰和满足，于是会出现幻想和孤独的症状。有的儿童整日忧郁少言、自卑失望，不与同学玩耍和交往，甚至与父母亲人也很少言语。有的孩子因为学习成绩不好，对学习环境产生恐惧和厌烦情绪，背上书包在外面溜达，等父母上班以后又悄悄回家，喜欢独自留在家里。有的孩子则降低自己的实际年龄，转而喜欢与幼小儿童或低年级小朋友玩耍，去做幼儿做的游戏，以此来避免同龄儿童对他们较高的要求。孤独和自卑心理必然对他们的学习和进步造成不良影响。个别多动症儿童可能出现厌世情绪，发生轻生的悲剧。

▲ 以攻为守。多动症儿童为了克服自卑情绪，为了补偿自尊心受到的伤害，他们会依仗自己的组织能力、体力等方面的优势，采取以攻为守的方法来保护自己。他们在班上组织一些人来控制或欺凌其他同学，对同学或老师恶作剧，甚至参与斗殴等，以这种带有攻击性的手段来显示自己的能力，否认自己的不足，补偿自身的缺陷，以此来抵制老师和同学的批评。常见的情况是学习较差的学生结成一伙，对老师比较喜欢的同学或学习成绩比较好、老实的同学进行语言或身体上的攻击，如嘲笑他们是"呆子""娘娘腔"，故意进行冲撞、挑衅，来显示自己不能被其他人控制或显示自己的强势。

▲ 推脱责任。有的多动症儿童为了推脱责任，当老师或家长批评时，就抢先通过开玩笑、扮小丑哄骗等方法来控制局面，引开成人的注意来躲避责难；或者先嘲弄自己，以阻止别人的嘲弄。有的多动症儿童完全否认自己的不良行为，把自己的失败归罪于家长的责难和打骂。自己学习成绩不好，却怪家长没有满足自己的要求，怨家长不给买电脑等。有的家长也认为小孩很聪明，其学习困难和不良行为是学校、老师或其他同学的过错造成的。这样把责任推给客观因素，掩饰和否认自己的不良行为，都会无形中加重多动症的症状，对抗药物的治疗效果。

▲ 寻求寄托。有的多动症孩子学习成绩不好，被家长责骂，被同学看不起，被老师批评，内心十分不愉快。他们在学习上缺乏动力，在家庭里缺少温暖，在同学间缺乏同情，在老师中缺少关怀，在生活上缺乏快乐。为了摆脱孤立无援的境地，他们往往会寻求寄托，有的参加体育队经常外出比赛，有的天天去电影院或娱乐场所消遣，更多的孩子去网吧玩电脑游戏，整天泡在里面打打杀杀，自得其乐，以寻求精神上的寄托。长期下去，他们的学习可能更加困难，形成恶性循环。这些孩子智力往往不低，有的还比较高，他们的问题在于没有认识到多动症的严重后果，没有得到合理正规的治疗。

多动症儿童家长教育培训目标

多动症儿童的家长经过教育培训，要求达到以下目标：

▲ **树立信心**。了解并理解自己的孩子，对治疗要有信心。家长是多动症儿童治疗中重要的因素，只有家长才是帮助解决多动症孩子烦恼的主要力量，家长不要失去信心。孩子最需要父母的关爱，父母永远不要放弃对孩子的教育。

▲ **建立良好的亲子关系**。家长必须面对现实，要认识到多动症儿童比一般儿童难以管教，在教育孩子的过程中要花费更多的时间和精力。对孩子的要求要切合实际，过高的要求不但达不到目的，反而会造成孩子和家长双重的心理压力，影响亲子关系。同时，父母和老人之间对孩子的要求要一致，才有利于对孩子的教育。

▲ **安排好孩子的作息时间**。孩子的生活要规律，按时作息，适当安排游戏活动和户外活动。要关注孩子的行为表现，当出现行为问题时及时矫正，不要迁就孩子的某些兴趣，或对孩子的要求无条件满足，注意限制看电视、玩游戏的时间。

▲ **注意培养孩子的自理能力**。根据年龄安排一定的学习内容，创造安静的学习环境，逐步培养静坐、集中精力学习的习惯。培养他们独立活动和自我服务的能力，如起床、穿衣、洗漱、写字及看书等，家长不要包办代替，逐步延长学习和独立活动时间。

▲ **建立有效的家庭奖惩制度**。即行为矫正，去除问题行为，形成良好行为。

▲ **要发现孩子的特长和爱好**。多动症儿童的智力多在正常范围，也有某些方面超过一般儿童，家长要善于发现孩子的爱好和特长，加以引导，让其长处得以发挥。调动孩子的学习兴趣，启发孩子主动、自觉地去学习。

▲ **加强父母自身的修养**。俗话说"言传身教"，儿童的许多行为、个性和爱好，都受父母的影响，父母要求孩子做到的首先自己要做到。一个总是打

骂孩子的家长，他的孩子也会用暴力解决问题。家庭环境要安定、温馨，使儿童有安全感和温暖感。

▲ **加强与老师、医生的联系**。家长要争取老师的理解，互相支持，不要互相指责，更不要把气撒在孩子身上。家长还要与医生保持联系，及时带孩子去医院进行检查诊断，要听医生的建议，按规定方法进行治疗，反馈治疗情况，取得医生的指导和帮助。

多动症儿童家长教育培训的形式

家长教育培训是一种类似集体心理治疗的方式，每次参加的家庭为5～8个。因为往往是一个家庭的多个成员一起参加培训，纠正在孩子教养过程中的不恰当的地方，故又类似家庭治疗。具体的培训方法有，观看光盘或视频，就有关问题进行家长之间、家长和培训员之间的讨论和谈感受，培训员的讲解、释疑，为理解有关问题和掌握技巧进行角色扮演。每次培训结束时还会留有"家庭作业"，帮助和督促家长掌握和应用所学的知识和技巧。重要的是，家长和培训员之间要互动起来，把心态调整到共同想办法帮助孩子的状态中。

多动症儿童家长教育培训的内容

多动症儿童家长教育培训的内容主要有以下两部分。

▲ **有关多动症知识的讲解**。向家长提供有关多动症流行病学方面的资

料，讲解多动症的基础知识，为治疗和干预提供科学依据；介绍多动症的临床表现、伴随症状和连带问题，重点强调随着儿童年龄的变化、性别不同或所处环境的不同，临床表现会有所不同；讲解我国目前所采用的多动症的诊断标准，帮助家长明确自己孩子的诊断分型和严重程度；讲解多动症的鉴别诊断，消除家长在诊断上存在的疑问；讲解多动症的系统治疗方案，增加家长对多动症治疗的信心；观看有关多动症儿童在家中及在学校中特征性行为的视频，使家长更全面地了解多动症。

▲ **提高管理孩子的方法。**有关管理有行为问题的孩子的有效技巧，可通过8次培训来完成。

第一次，了解您的孩子。通过对多动症有关知识的学习，提醒家长理解孩子。孩子出现行为问题是存在一定神经生物学因素的，同时要求家长反思自己在养育孩子方面的不足。帮助家长意识并处理负性情感反应，如无望、内疚、自责和病耻感等。让家长讨论各自对多动症的理解和对孩子的期望，讨论对多动症早期干预和治疗的重要性，家长在改变多动症的预后方面的重要作用。让家长意识到在现实生活中改变原有的不正确的教育观念，在日常生活中应用所学的应对技能，完成每次家庭作业的重要性。特别需要注意以互动的形式，让家长积极参加讨论，家长之间以及家长与培训员之间进行相互讨论，以解决有关的困惑。

第二次，理解您的孩子。请家长谈谈是否已经能够完全理解自己的孩子，以及有关教育理念——"学业有成"和"健康快乐"的区别，强调家长对孩子要有切合实际的期望。启发式讨论孩子能做哪些与年龄相适应的行为，家长在其中起了什么样的作用，让家长分析自己在教养孩子方面存在的不足，是否将自己的压力转嫁给孩子。鼓励家长站在孩子的角度去感受孩子遇到的困难和情感反应，从而理解孩子的一些行为。教家长学会使用行为观察记录表。

第三次，建立"特殊游戏时间"。让家长认识到与孩子建立良好的关系是父母成功实施管教技能的基础。抽出15～20分钟的时间参与儿童的游戏，建立"特殊游戏时间",进行角色扮演,帮助家长理解和掌握"特殊游戏时间"的重要性。

第四次,学习关注儿童的技巧。向家长解释什么是对儿童的正性关注及其作用,如何使用正性关注和忽略,阳性强化法的应用,介绍奖励的种类和方法。

第五次,实施有效指令的方法。讨论孩子在家和在校不服从的现象有哪些,强调使用关注和奖励技术来增加服从性行为,讨论父母常用的指令方式的优缺点,讲解正确的指令是如何使用的,形成"指令—(警告)—服从—奖励"程序。

第六次,订立家庭行为契约。向家长解释家庭行为契约的目的,如何制定家庭行为契约,预见实施过程中可能遇到的困难及如何解决这些困难。

第七次,帮助多动症儿童学习。帮助家长认识"陪读"的危害,并使其做出时间安排,创造良好的学习环境和气氛,安排做作业的程序及对孩子启发式的帮助。指导父母如何请家教,以及如何寻找各方面(学校、医生、朋友)的支持。

第八次,控制情绪,计划未来。帮助家长识别和控制情绪,放松训练。使家长了解解决家庭问题的技巧以及出现新问题时解决问题的途径。指导家长如何寻求帮助和社会支持,帮助家长树立对未来的信心。

多动症儿童家长培训的资料

家长培训资料是培训员在父母培训过程中配合讲课步骤,提供给父母的阅读参考资料。其内容详尽具体,便于家长理解和掌握。根据培训的各个步骤,资料涵盖了相关的内容,其中主要包括以下几点。

▲ **提高认识**。帮助家长了解自己孩子的特点及与行为的关系，认清自己存在的问题和家庭内的紧张（压力），思考这些紧张（压力）的来源及解决问题的方法。

▲ **在游戏中培养**。着重介绍"注意"技巧，家长每天如何安排和孩子在一起的"特殊时间"，如何放松自己，如何表扬和称赞孩子等，以达到让孩子服从指令和要求的目的。

▲ **孩子服从性的训练**。家长如何发出有效性指令，如何观察孩子在特殊游戏时间里的表现和独立性行为，对孩子服从指令和要求的行为积极地给予赞许和表扬，并制定一个服从性训练期。

▲ **家庭代币方案和得分制度**。家长在管教有行为问题的孩子时，常常会发现单靠表扬并不一定能让孩子去做家务、遵守规则和服从指令，所以有必要使用另外一些更有力的方法。在这类方法中，家庭扑克牌方案（用于4～8岁的孩子）和家庭奖励分制度（用于8岁以上的孩子）很有效。资料详细介绍了如何制定和实施这些方案。

▲ **"关禁闭"惩罚**。当孩子不遵从指令或有不良行为时，使用"关禁闭"方法来处理，需要家长有很高的技巧和谨慎的态度。资料详细介绍了如何实施禁闭及如何应对孩子的反应。

▲ **遇见问题的处理**。家长在公共场所监管孩子，如有不好表现应及时指出，或回到家里再进行教育。

▲ **使用学校行为日报卡**。记录孩子每日在学校的表现，好的随时表扬，有缺点给予帮助改正。

▲ **解决将来可能出现的行为问题**。家长预见或遇到孩子出现了行为问题时，可以用已经学会的方法进行处理，帮助孩子认识问题，克服缺点，改正错误。如果不能达到预期目的，可以去医院请医生帮助，共同解决。

家长的家庭作业

　　培训员根据每堂课的培训内容给家长布置家庭作业，即让家长对培训所学内容和技巧进行思考和实践。如每天进行特殊时间段练习，记录孩子在这段时间内做了什么，家长参与后孩子有何反应，记录遇到的问题；进行服从性训练，随时表扬孩子的服从行为，忽略不服从行为，培养孩子的独立性；与孩子讨论、建立、实施奖惩制度，制作表格和"账本"；选一两个行为采取"关禁闭"的形式来进行惩罚，并记录；进行一两次假购物，或去某个孩子易出现行为问题的场所，并记录，请老师填表；练习"四步法"，填写学校日报卡。

家长培训与儿童社交训练

　　多动症儿童冲动的行为方式常导致其被小伙伴疏远、孤立、拒绝，而这种拒绝导致他们孤独、反抗，更容易结交不良伙伴，加重其反社会性的行为。因此，多动症儿童的社交技能训练应从小开始。社交技能训练的目的是教会儿童一些基本的社交行为，培养能分辨自己的感受及对周围环境正确判断的能力；转化自己的不良情绪，减少或避免攻击行为的发生；训练儿童面对挫折时的应对技能；逐步成为能以社会所接受的方式行事的人。

　　▲ 对话技能训练。练习自我介绍和与人交谈，注意眼神的接触，说话的语调，愉快的面部表情、动作等，学会打电话。

　　▲ 加入集体的方式。教儿童怎样把握时机加入正在进行的活动和谈话，包括理解游戏规则、学会赞美别人、学会加入。

▲ 当好小主人。教给孩子当主人的职责。

▲ 应对小伙伴的取笑。教会孩子先分析被取笑的原因，用中性的或幽默的话对付小伙伴不友好的取笑。

▲ 对情感的认识。教孩子学会理解什么是愉快的情感，什么是不愉快的情感，自己如何表达，如何体察和了解别人的情感表达，如何化解不愉快。

▲ 解决冲突。告诉孩子什么是冲突，如何以有效的方式解决这些冲突。

▲ 与成人对话。教孩子学会不顶嘴、不怒视大人，练习面对不公正对待时的应对能力。

家长在教育培训中常提出的问题

家长在教育培训过程中常常会提出一些问题需要解答，现把一些比较普遍的问题简要解答如下，有的内容可以参考本书有关章节。

Q1 多动症能治好吗？

答：多动症是可以治好的疾病，关键是要早发现、早诊断、早干预和早治疗。我们统计的治疗效果为79.6%，一般报道的效果为70%～90%。多动症是一种长期、慢性心理障碍，不是短时间可以治好的，家长要有治疗的决心、信心和耐心。

Q2 经过家长教育培训后，孩子还需要服药吗？

答：家长教育培训只是解决家长对儿童多动症的认识和提高家长帮助多

动症儿童的技巧，对纠正和改善儿童轻度到中度的行为问题肯定会有一定作用，但不能代替药物治疗。特别是症状比较重的孩子，仍需要找有经验的临床医生诊治，并根据医生的指导进行药物治疗和其他治疗。

Q3 如何确定孩子需要帮助和治疗？

答：当家长发现自己的孩子有问题时，应及时带孩子到专业门诊去进行检查和评估。医生经过全面评估和检查以后，根据检查结果和问题的轻重缓急，提出处理意见，有的问题可以暂时不处理，有些问题需要立即进行干预。家长可以按照医生的建议和指导，对孩子进行帮助和治疗。

Q4 怎样判断孩子是否患有多动症？

答：目前还没有完全统一的方法来判断儿童是否患多动症，本书介绍的一些判断方法是当今国内外比较认可和可行的方法。一般判断是以病史和临床表现为主要依据，包括老师及家长提供的信息，再进行一些必要的辅助检查，由专科医生根据检查结果，确定多动症的类型、严重程度和治疗方法。

Q5 多动症儿童服用利他林有没有副作用？孩子真的需要药物治疗吗？

答：药物治疗多动症能改善多动症儿童的注意力，减少多动和冲动行为，提高学习效果，特别是对学习困难的学生，可以帮助他们提高学习成绩，因此有学习问题的多动症孩子需要服药治疗。在开始治疗的几周，约10%的孩子会有副作用，但主要是厌食等胃肠道反应，一般可以逐渐消失。如果副作用持续存在，可以减少药量或停药。

Q6 多动症治疗多长时间可以看出治疗效果?

答：多动症药物治疗效果显现得比较快，几天或一周时间就可以看出效果，但要达到完全治愈的程度，没有一年半载是办不到的，有的甚至需要更长的时间。因为药物的作用维持时间很短，停药后症状又重新出现。心理治疗更是一个长期的过程，不是几次谈话、几个奖励就可以一劳永逸的。总之，在整个治疗过程中，家长要与医生密切合作，坚持治疗。

Q7 多动症儿童在气质上与别的孩子有区别吗?

答：气质是指一个人的精神活动类型的外部表现。如有的人活泼好动，善于交际；有的人脾气暴躁，容易冲动；有的人安静稳重，善于克制；有的人好静少动，行动迟缓；等等。儿童气质大体被分为3种类型：易养型、难养型、启动缓慢型，多动症儿童多为难养型气质，会造成较多麻烦，所以在亲子关系上较难处理。

Q8 既然多动症儿童有神经生理方面的缺陷，那还能好转吗?

答：多动症儿童的神经生理方面的缺陷是功能性的，比较轻微，是可以改变的。神经生理、生物学方面的因素像"种子"，良好的教育方式和环境因素好比是"土壤和阳光"。如果给予良好的教育方式和合适的环境，再加上有针对性的药物治疗，孩子是可以好转和进步的。

Q9 奖励制度会不会使孩子变得做什么事都要讲条件?

答：奖励是调动孩子积极性的一种方法，让孩子理解付出与回报之间的关系。美国家庭就有孩子洗碗妈妈付工钱的情况，这是劳动以后得到的一点儿报酬，是象征性的。当然，同时要注意明确孩子的责任和义务，正确对待孩子提的条件，不能扩大奖励的程度和范围。

Q10 多动症儿童为什么不怕老师?

答：这是孩子自我保护的一种方式，他们以"无所谓的态度"来保护自己，避免自尊心受到严重伤害。实际上，孩子是非常在意老师和家长的态度的，并渴求老师和家长的承认和理解。如果多动症孩子合并有品行问题和对抗情绪，可能与老师对着干，这是一种少数特殊情况，应该采取其他方法解决师生之间的矛盾。

Q11 孩子的行为时好时坏怎么办?

答：家长首先要理解孩子遇到的困难，成人也会存在松懈或怠工的情况。在多动症儿童的治疗过程中，家长起着监督的作用，不能因为孩子的一次行为问题而让步或放弃所用的方法，要看到孩子的进步，坚持非常重要。

Q12 针对多动症儿童是否有特殊教育学校?

答：为了更有效地对多动症儿童进行教育，目前在美国有针对多动症儿童的特殊学校或特殊教育班级，但我国还没有这类特殊学校。送孩子到特殊的学校上学，有可能给孩子造成心理上的压力，并有可能使孩子把自己的特殊情况当作借口，用来逃避不愿意做的事情或作为解释某些行为的原因。

Q13 不"陪读"是否意味着对孩子的学习完全放手？

答："陪读"是父母督促和帮助孩子学习的一种方法，可能起到一点儿临时作用。但家长应该知道"陪读"不是一种良好的教育方法，会影响孩子学习的自觉性、主动性和积极性，加重孩子的依赖和压力，有害而无益。不"陪读"并不意味着对孩子的学习完全放手，而是启发孩子学习的主观能动性，帮助孩子掌握学习的方法。

Q14 如果再遇到不能解决的困难怎么办？

答：家长通过教育培训以后，多动症儿童的问题可能逐步得到解决，但新的问题仍有可能发生，家长也会遇到不能解决的困难。这时，家长首先要有解决问题的信心，用已经学到的技巧进行解决。如果确实不能自己解决问题，还可以寻求别人的帮助，包括医生、老师及亲友等，也可以与家长教育培训机构保持联系，请他们帮助解决困难。

第十三章

儿童多动症的脑电生物反馈疗法

脑电生物反馈疗法是应用操作性条件反射原理，通过训练，有选择性地强化某一频段的脑电波，并以奖励的方式反馈给患者。患者通过一段时间的自身调节，可以改变脑电波形，从而改善大脑功能状态。1976年，国外已有人用此方法治疗儿童多动症，效果也是肯定的。但因种种问题和困难，该方法尚未能在临床广泛应用。

脑电生物反馈疗法的基本原理

脑电生物反馈疗法是一种非药物治疗的方法，通过物理电极的刺激，应用操作性条件反射的原理，通过训练，有选择性地强化某一频段的脑电波，来改善大脑的调节功能，从而达到治疗疾病的目的。

动物试验证明，条件反射训练后感觉运动波、睡眠时纺锤波增加，清醒时低频电θ波活动减少。感觉运动波增加的动物，对致癫痫药物的耐受性提高，明显减少癫痫发作的频率和严重程度，并减轻多动症状。

脑电生物反馈疗法的基本原理是，反馈训练可以改变大脑皮质与扣带回之间，即大脑皮质—丘脑—脑干之间的调节功能，改善额叶与运动区和传出系统的信息传递过程。脑电活动可以通过直接反馈训练来控制和调节。生物反馈治疗能够改善整个大脑功能，从而改变与多动症相关的多种问题，包括注意障碍、多动、冲动、情绪行为异常等。

多动症儿童的脑电波

正常儿童的脑电波有：δ波（0.5赫兹～3赫兹）和θ波（4赫兹～7赫兹），表示白日梦和困倦状态；α波（8赫兹～13赫兹），表示闲散的放松状态；β波（14赫兹～25赫兹），表示高度警觉、积极认知加工过程；SMR波（感觉运动节律，Sensory Motor Rhythm，12赫兹～15赫兹），表示注意过程。正常儿童随着年龄的增大，慢波活动逐渐减少，而多动症儿童的脑电波仍保持在低年龄水平，表现为行为语言的幼稚。有人研究多动症儿童的脑电波发现，慢活动的δ波、θ波增加，α波和（或）β波活动减少。θ波增加和α波

216

减少，表示前脑或丘脑代谢降低，中枢神经系统觉醒状态不足。β 波活动增加表示大脑皮质觉醒程度提高。脑电生物反馈训练可改变大脑皮层与扣带回之间的某种神经环路的调节能力，由此经过神经联系改善额叶的执行功能。有人通过直接反馈学习来控制和调节脑电活动，对某些疾病进行治疗，并取得一定效果。

儿童多动症的主要问题是儿童主动注意有明显缺陷，但被动注意没有困难，而且很容易被快速闪动的刺激物吸引，所以对不断转移的目标或场景表现出极大的关注和兴趣，如网络游戏、电影电视、电动玩具、游戏运动等，甚至可以沉迷其中而不能自拔。他们的学习往往不如他人，但在运动场上常常是高手。他们在上课静坐后不久，很快就忽略讲课的要点，甚至不注意整堂课程。他们有时可以进行创造性思考，但不能注意老师所要求的细节。当要求停止思考时，他们的思维仍然活跃难止。针对以上多动症的活动特点，有人采用脑电生物反馈疗法来改变脑电波以改善大脑的功能，主要是增加脑电快波如 β 波来加强自我管理的能力，可以有效增加儿童注意力的集中和延长集中注意力的时间，减少慢波活动。反馈疗法可使儿童意识到是他自己在控制、调节和处理问题，进行着自我管理。

脑电生物反馈疗法的操作

应用操作性条件反射原理，通过脑电生物反馈训练，有选择地强化某一频段的脑电波，如强化快波，抑制慢波。当脑电波发生有利于疾病恢复的波形时，如 β 波活动增加，就立即给患者以某种形式的奖励，以巩固疗效。经过一段时间的自身调节，可以改变脑电波形，对大脑功能进行调节。

一般每周训练2～5次，每次训练20～30分钟，20～30次为一疗程。有的疗程在30次以上。

脑电生物反馈疗法的适应证

- ◆ 注意缺陷多动障碍，多动、冲动行为。
- ◆ 多发性抽动症，多动症合并抽动症。
- ◆ 外伤性脑损伤及其后遗症。
- ◆ 脑部血肿导致的记忆障碍。
- ◆ 哮喘。
- ◆ 慢性疲劳综合征。
- ◆ 情感性疾病，如焦虑障碍等。

脑电生物反馈疗法的不适应证

- ◆ 儿童精神发育迟滞。
- ◆ 儿童精神病。
- ◆ 严重抑郁和双相障碍。
- ◆ 严重癫痫用药期的镇静作用。
- ◆ 多动治疗无效或单一足剂量治疗无效的严重多动症。
- ◆ 不是多动症伴发的学习困难。
- ◆ 家庭条件不良无法配合治疗。

脑电生物反馈疗法的效果

◆ 通过使脑皮质活动的增加，增强个体对肌肉的自主控制，使长期持续的抽动症状消失。

◆ 通过训练可以减轻肌肉的紧张度，提高肌肉放松的能力，使多动、抽动、冲动和攻击行为减少。

◆ 可以改善注意力，减少冲动、多动症状，提高学习的自觉性和作业完成的质量。

◆ 通过学习训练，可以提高学习成绩，改善行为动作，增强自尊心。随着学习、工作能力的提高，多动症儿童更加意识到自己的潜力。

◆ 父母和老师应用的行为评定量表分值有明显进步，家庭内亲子关系得到改善。

◆ 有人研究发现，脑电生物反馈训练可以提高智商值，平均提高智商9~23分：其中自身对照研究15例，治疗前114分，治疗后137分，增加23分；又有反馈治疗组18例，年龄5~15岁，治疗6个月，每次治疗40~45分钟，并以等待治疗组为对照，结果反馈治疗组智商值提高9分，注意力不集中行为显著下降，而等待治疗组无变化。

◆ 认知功能的改善。有人对反馈治疗组与药物治疗组进行对照研究，发现注意力、冲动性、信息加工速度、反应稳定性均有改善，两组无差异，因此认为反馈训练可有效替代药物治疗。有人对36例6~17岁多动症儿童进行反馈训练30次或以上治疗后，经检查认知功能均有明显改善；40次治疗后，认知功能呈持续改善趋势。

◆ 改善健康人的认知功能。有人对艺术学校健康学生进行反馈训练发现，反馈训练可以提高健康学生的认知水平，在音乐表演中起到放松及改善注意力的作用，显著提高音乐表演的质量。反馈训练还可能改善整个认知过程。

脑电生物反馈疗法的随访

脑电生物反馈治疗可以明显改善多动症儿童的行为问题，虽然多动症儿童在停止治疗后的短时间内有些反复，但仍然保持下降的趋势。有人对13例多动症儿童进行了35次反馈训练，训练前后进行父母和老师康奈氏问卷评定，结果发现父母问卷各因子分下降明显。之后7个月的随访显示，大多数因子分仍保持下降水平。

长期随访较少，从1～10年的少数随访结果发现，脑电生物反馈治疗可以使多动症的症状减轻维持很长时间。有一例10年随访显示，患者在社会和学习能力以及脑电波检查方面，均维持了10年前的良好治疗效果。

药物与反馈治疗随机对照研究显示，脑电生物反馈与哌甲酯疗效相当，与药物治疗相比，虽然起效较慢但作用相对持久，无副作用，治疗40次时有明显效果。而哌甲酯组副作用的出现率高（82%），造成早期断药多（22%）。脑电生物反馈治疗后δ波相对频率减少，α波相对频率增多，变化集中发生在额叶和右半球，而哌甲酯组无类似改变，说明脑电生物反馈治疗对脑电改变影响的独特性。

另外，反馈治疗患者停止治疗后1～3个月，临床症状仍继续好转，智商改善的效果优于药物，患者的警觉性、注意力、反应抑制能力、工作记忆及认知加工速度均有提高。一年内随访两组症状和认知功能均有显著改善。药物组起效快，改善程度大，但治疗前后有反复现象，而反馈组在停药后仍呈持续改善趋势。（李雪霓、王玉凤，2001年）

另外，通过随机对照研究，评价反馈和药物治疗多动症一年以上的效果，发现反馈治疗40次以后逐渐减停药物，是一种最佳的非药物治疗和药物治疗的联合方案，既能快速起效，又能巩固疗效，防止反弹。

一组慢性抽动症儿童进行了平均30次的脑电生物反馈治疗，治疗后随访

6～12个月，结果抽动症状大多减少，且停止治疗后不易反复或继续改善。

对14例7～14岁共患抽动症的多动症儿童进行自身对照研究，经过20～50次的脑电生物反馈治疗，训练前后对比发现，训练不仅可以改善注意力、记忆力和行为问题，也可减少抽动症状的发作数量、频度、强度等，明显改善抽动症状。

有关治疗的几个问题

▲ **治疗的主动性。**有人提出许多反馈训练无效是因为患者缺乏主动性，而非治疗没有作用或患者对治疗没有反应。治疗者在治疗前忽略了接受治疗的儿童是否有违抗心理。建议治疗者在治疗前要识别患者，对那些年龄太小、不太合作的多动症儿童，建议做其他治疗，如行为矫正和药物治疗。

▲ **效果消退和强化。**作为一种条件反馈技术，脑电生物反馈治疗也存在效果消退和强化的问题。目前的研究并未提出一个合适的理论体系就这些问题进行探讨和回答，很多都是经验性的意见。反馈训练对多动症儿童的效果是显著的，但必须坚持10次以上才能取得效果。如想巩固成果，以免条件反射消退，应训练40～80次。

▲ **简化便携式脑电生物反馈装置。**脑电生物反馈治疗作为一种干预方法，应该配合其他方法一起使用，例如心理治疗（认知行为治疗等）、药物治疗、父母训练等。应研制一种简化、便携、家庭化的脑电反馈装置，便于多动症儿童和家庭使用，这是今后的发展方向。

需要解决的问题

◆ 脑电生物反馈治疗尚无大范围开展，现有样本量小，缺乏大量随机双盲研究。

◆ 可能存在暗示效应和安慰剂效应。

◆ 治疗耗时长，不方便，而且费用高。

◆ 远期疗效研究缺乏足够的样本和对照组。

◆ 缺乏客观的观察手段和标准的学习成绩测验方法。

◆ 目前只有少数有条件的专门研究单位可以开展。

第十四章

治疗儿童多动症的中华医药

中华医药对儿童多动症早有认识。《千金要方》中的古方孔圣枕中丹是治疗"学童为事，有始无终，言谈不知首尾"的读书健忘者。《医宗金鉴》中的开心散用于饮食失调、素体较弱、神思涣散、多动等征候，与现代多动症的描述有许多类似之处。特别是方剂中均用中药菖蒲、远志，具有醒脑、开窍和益智功能，与西药利他林治疗多动症不谋而合。

祖国医学对多动症的认识

儿童多动症的主要表现为注意涣散、动作过多、冲动任性、情绪不稳和学习困难，但儿童的智能并不落后。中医理论认为，本症属于失聪、健忘、痰阻范畴。小儿特点是阳常有余，阴常不足，本性好动，若有先天不足，禀赋虚弱，阴阳不调，极易造成脏腑功能失调，阴阳不调，易致心肾不足，神志失充，脾失健运，可致脾肾不足，阴虚而阳盛，虽然在表现上为心肝有余，而实质上为心肝脾不足，所以出现神不灵、魂不守、意不固、志不坚的症状，与现代所描述的多动症的表现有许多相似的地方。根据中华医药辨证论治的理论，儿童多动症是以虚证和里证为主，是以虚证为本、实证为标，里证为因、表证为果的辨证关系。

中华医药对儿童多动症的认识和治疗有自己独特的理论和方法，主要是以滋阴潜阳、温肾养心、宁神益智、健脾化湿等基本的治疗原则，进行辨证论治。多年来，中医中药在防治儿童多动症方面积累了不少经验，提出了多种方剂和成药，为防治儿童多动症做出了自己的贡献。

多动症的辨证论治

根据中华医学的理论，儿童多动症有不同类型，应按各人的具体情况进行辨证论治，选用有针对性的方剂，才能取得满意效果。以下简要介绍中医对不同类型的儿童多动症的辨证论治。

气阴两虚型

心气虚则心悸、气短、自汗不止，阴虚则低热盗汗，口干舌燥。

主要症状：神思涣散，注意力不集中，语多易动，自汗盗汗，咽干口渴。

次要症状：肢软少力，神疲气短，虚烦少眠，多梦易惊，五心烦热，颧红面白。

舌苔脉象：舌质嫩红、少津，苔剥或花剥；脉细无力或数。

治疗原则：益气养阴，宁神定志。

代表方剂：甘麦大枣汤加味。

气虚型

心气不足，则气短心悸，面色不华，神疲自汗，无以自控。

主要症状：精神疲乏，记忆力差，心神涣散，注意力不集中或短暂，活动过多，无目的性。

次要症状：心悸气短，自汗，睡眠不宁，多梦或夜惊，时或头晕，面色苍白或萎黄。

舌苔脉象：舌质淡，苔少或薄白；脉虚或细弱。

治疗原则：养心，益气，宁神。

代表方剂：养心汤。

肾阴不足，肝阳上亢型

肾主水、主骨、藏精，肾水不足，水不涵木，则肝阳易亢，无以制火，可能出现心火有余诸证。

主要症状：心神不宁，多动多语，冲动任性，急躁易怒，难以自抑，神思涣散，注意力不集中。

次要症状：性格乖僻莽撞，少于谋虑与技巧，少寐多梦，甚至出现梦游梦呓，口干咽燥，盗汗，喜食冷饮，两颧潮红，指甲和发泽不荣。

舌苔脉象：舌质红，少苔或无苔；脉细数或弦细。

治疗原则：滋肾阴，潜肝阳，宁神益智。

代表方剂：孔圣枕中丹，静灵口服液。

心脾两虚型

心脾两虚，气血不足。心神失养，则失眠多梦；脾气虚弱，则面色少华，食纳不佳，神不内宁而多动。

主要症状：多动不安，上课不能专心听讲，注意涣散，小动作多，形体消瘦或虚胖，言语冒失无礼。

次要症状：失眠，健忘，记忆力差，自汗，偏食，纳少，面色不华，口吃。

舌苔脉象：舌淡红，苔薄白；脉细弱。

治疗原则：养心安神，健脾益气。

代表方剂：集神口服液，养心汤合甘麦大枣汤加减。

心肝肾失调型

心主神，肝主筋，肾主骨通脑。心肝肾失调会出现心神不定，四肢乱动，思想不集中，学习困难。

主要症状：冲动任性，好惹恼人，注意涣散，上课不专心听讲，小动作多，无自控能力，学习成绩低下。

次要症状：睡眠不安，少睡，多汗，大便干结，可有鼻出血。

舌苔脉象：舌质偏红或舌尖红，苔薄白或无苔；脉偏细数或稍弦。

治疗原则：滋肾阴，益肾气，开心窍，通心气，补血疏肝，择宜而用。

代表方剂：调神1号方，调神2号方。

脾气不足，痰浊内阻型

脾主运化水湿，脾气不足，则痰浊不化，内阻扰心。

主要症状：神思涣散，注意力不集中，神疲乏力，多动多语，形体消瘦或虚胖。

次要症状：食少纳呆，呕吐痰涎，胸脘痞闷，多梦失眠，记忆力差。

舌苔脉象：舌质淡红或淡胖，苔薄白略腻；脉滑或缓。

代表方剂：开心散，菖蒲益智丸，健脾益智汤。

湿热内蕴，痰火扰心型

湿热可以生痰，痰热蒙心而失去理智，出现多动、无礼等行为。

主要症状：烦躁不宁，冲动任性，多动多语，无以自制，神思涣散，注意力不集中。

次要症状：胸中烦热，面红口干，尿黄赤、短少，大便干结，口舌生疮。

舌苔脉象：舌质红，苔黄或白厚腻；脉滑而速。

治疗原则：清热利湿，化痰宁心。

代表方剂：黄连温胆汤加味。

瘀血内阻，脉络失养型

脑有轻微损伤，可以造成气滞血瘀，气不畅，络失养，则阻滞不舒，容易暴躁发怒，多动惹人。

主要症状：冲动任性，好惹人恼怒，动作过多，注意涣散，思想不集中，学习困难，神情不定，往往有脑损伤史。

次要症状：毛发不荣，面色晦滞，青筋显露，好发脾气。

舌苔脉象：舌质偏暗，苔少；脉细涩或沉涩。

治疗原则：活血化瘀，养血生精，宁神益智。

代表方剂：祛瘀静神汤。

治疗儿童多动症的常用方剂

治疗儿童多动症的方剂较多，可以根据中医辨证论治选择应用。以下将常用方剂简要介绍。

孔圣枕中丹（《千金要方》）

方剂组成：败龟板（酥炙）、龙骨（研末，置鸡腹中煮一宿）、远志（去芯苗）、九节菖蒲（去毛）。以上4味中药等量共研成粉末。每次服3克，或煎成汤剂服用，用量酌定。

方剂简解：本方剂为唐代孙思邈所创制，能攻补心肾，专为"读书善忘"者设。龚延贤在《寿世保元》中将本方改名为"聪明丸"，用于治疗"学童为事，有始无终，言谈不知首尾"的读书善忘者。瞿秀华用本方加味使用，认为对多动症伴有学习困难、智力偏差的患儿效果较好。方中败龟板、龙骨，能补肾镇肝，一阴一阳能调补人体之阴阳。远志，苦能泻热，辛可散郁，能通肾气，上达于心，强志聪明。菖蒲，辛散肝，香舒脾，能开心孔，利九窍，祛湿除痰，使痰火散而心肝宁，则聪明开而记忆强。

主治病证：用于治疗肾阴不足，肝阳偏旺证。

静灵口服液（太原中医研究所）

方剂组成：熟地、淮山药、山萸肉、女贞子、五味子、茯苓、茯神、丹皮、泽泻、龙骨、远志等12味中药组成。煎煮成口服液，分装成每瓶10毫升。

每次服10毫升，每日2次；15岁以上，每日3次；3～5岁，每日1次。有感冒发热时暂时停服。

方剂简解：熟地，入肝肾二经，滋肾益阴，填精充髓，丰肌长志，安神聪智，补五脏真阴。龙骨，入肾肝心三经，安神镇惊，宁神定志，益肾涩肠，潜敛浮阳，固精益志。远志补心肾，强志安神益智。五味子，敛肺滋肾，强阴益精。女贞子，强肾益肝，安五脏，养精神。丹皮、泽泻，泻心肝肾三脏之伏火。

主治病证：用于治疗肾阴不足，肝阳偏旺证。

养心汤（《证治准绳》）

方剂组成：人参（党参）、黄芪各12克，茯苓、茯神、当归、川芎、柏子仁、酸枣仁、远志、半夏各9克，肉桂、五味子、甘草各6克，生姜2片，大枣6枚，用水煎服。

方剂简解：本方治心虚血少，惊惕不宁。方中人参（党参）、黄芪，益气；当归、川芎，养血；茯苓、茯神、柏子仁、酸枣仁、远志、五味子，宁心安神；半夏、肉桂、甘草、生姜、大枣，祛痰化浊，鼓舞心气。全方有养心益气、补血宁神功效。

主治病证：用于心气虚证。

开心散（《医宗金鉴》）

方剂组成：石菖蒲30克，茯苓60克，远志、人参各75克，共研细末。每次服3克，每日服3次，服用时用米汤调服。

方剂简解：本方剂中人参、茯苓，补气健脾；远志，化痰开窍，益智宁神。多用于小儿素体较弱，饮食失调，脾虚失运，水湿内停，日久生痰，上犯心神所致神思涣散、注意力不集中、多动，伴有食少纳呆等证。

主治病证：用于脾气不足，痰浊内阻。

甘麦大枣汤（《金匮要略》）

方剂组成：甘草9克～15克、小麦30克～60克、大枣9～10个（掰开）。用水煎服。

方剂简解：甘草、大枣，益心养气；小麦，濡润，养心阴。用于虚烦少寐、精神涣散、心悸乏力、时自汗出、五心烦热等心气阴两虚证。

主治病证：用于心气阴两虚证。合养心汤加减，治心脾两虚证。

调神1号方，调神2号方

方剂组成：1号方，石菖蒲12克，仙灵脾、柴胡、升麻、葛根、巴戟天、川芎各4克，淮小麦8克，甘草、大枣、炙首乌各6克，细辛2克。研末，用水煎，滤汁分服。

2号方，石菖蒲12克，柴胡、葛根、炙川芎各3克，煅牡蛎10克，淮小麦8克，甘草、生地、炙首乌各6克，陈皮、赤芍各4克。

方剂简解：石菖蒲入心肝两经，能开心窍，通心气，以益心智。《神农本草经》记载，石菖蒲能"开心孔，补五脏，通九窍……不忘，不迷惑"。《重庆堂随笔》指出，石菖蒲能"舒心气，畅心神，怡心情，益心志，妙药也"。细辛入肾，川芎入肝，均为走窜之品，一入气分，一入血分，上达于头，有提神醒脑、活血利窍之功，有助于加强自控能力。仙灵脾、炙首乌，补益肾气、肾精。

主治病证：用于心、肝、肾失调。

祛瘀静神汤

方剂组成：益智仁、枣仁、熟地、桃仁、红花、川芎、赤芍各6克，鸡血藤、菖蒲各9克，生龙骨12克，生牡蛎15克。用水煎服。

方剂简解：桃仁、红花，活血化瘀；川芎、赤芍、鸡血藤，活血、行气、凉血；菖蒲，开窍宁神；益智仁、枣仁、生牡蛎，益智安神。

主治病证：用于瘀血内阻，脉络失养。

黄连温胆汤加味

方剂组成：陈皮、半夏、茯苓、枳实、石菖蒲、郁金、厚朴、黄连、连翘、竹叶、滑石、甘草。

方剂简解：黄连，清热燥湿；竹叶，清热、除烦、宁心；连翘，清热解毒；陈皮、半夏、茯苓，健脾、化痰、利气；石菖蒲，开窍宁神；厚朴、郁金，燥湿、行气、解郁；枳实，消积化痰。

主治病证：湿热内蕴，痰火扰心。

治疗儿童多动症的中成药

清阳多动宁胶囊

组成：熟地黄、龟甲、远志、石菖蒲、山茱萸、山药、龙骨、茯苓、黄檗、僵蚕、化橘红，共研为末，制成胶囊，每粒0.38克。

用法：口服，每次3～5粒，每日3次。

集神口服液

组成：党参、黄芪、茯苓、白术、枣仁、远志、菖蒲、五味子等，煎煮后装瓶，每瓶10毫升。

用法：口服，每次10毫升。3～5岁，每日服1次；15岁以上，每日服3次。

健脾益智糖浆

组成：泡参、茯苓、石菖蒲、谷芽、麦芽各9克，法夏、益智仁、枳壳各6克，陈皮3克，牡蛎15克。制成糖浆，每瓶90毫升。

用法：口服，每次5毫升，每日3次，20日为一疗程。

益脑宁

组成：龙胆草、茯苓、远志、珍珠母、神曲、甘草等，研成细末，水泛为丸。

用法：口服，每日2次，每次10克～15克，两个月为一疗程。

补脑益肾糖浆

组成：熟地、山药、菖蒲各9克，丹皮、地骨皮、远志、茯苓、山楂各7克，陈皮3克，牡蛎15克。制成糖浆，每瓶90毫升。

用法：口服，每次5毫升，每日3次，20日为一疗程。

清脑益智合剂

组成：鹿角粉、益智仁各6克，熟地20克，砂仁4.5克，生龙骨30克，炙龟板、丹参各15克，石菖蒲、枸杞各9克，炙远志3克。

用法：口服，每日1剂，分2次服，两个月为一疗程。

康益糖浆（胶囊）

组成：远志、石菖蒲、龟板、茯苓、龙骨、益智仁、淮山药、莲子。制成糖浆或胶囊。

用法：口服，糖浆每次10毫升，每日2～3次；胶囊每次3粒，每日3次。28日为一疗程。

小儿智力糖浆

组成：菖蒲、远志等制成糖浆。

用法：口服，每次5毫升～10毫升，每日2～3次。

菖蒲益智丸

组成：菖蒲（炒）、远志（姜汁腌）、牛膝（酒浸）、桔梗、人参各11.2克，白茯苓52.5克，桂心9克，炙附子6克。共研成细末，炼蜜为丸，如梧桐子大小。

用法：每次服30丸，饭前服。

儿童多动症的穴位疗法

通过人体的特定穴位进行针刺或按揉等方法，达到疏通经络、调整阴阳、治理心肾、健脑宁神的目的。

针刺治疗

选穴：选用内关、太冲、大椎、曲池为主穴。有注意力不集中配百会、四神聪、大陵等；活动过多配安神、安眠、心俞；烦躁配神庭、膻中、照海。选穴以少而精为原则。

方法：采用快速进针法，均用深针法。年龄较大者可改用电针。针刺后即用梅花针叩刺背部夹脊、膀胱经、督脉穴，以叩至皮肤潮红为度。隔天治疗，10次为一疗程。

穴位按揉

选穴：百会、角孙、率谷、风府、神庭、天柱、心俞、肾俞、膻中、关元、合谷、神门、足三里、三阴交、涌泉等。

方法：每次可选穴3～6个，每穴每次按揉100次左右，最好能达到酸、麻、胀、沉或轻痛等得气的感觉（有一种得气感觉也可）。每日一次，10天为一疗程。

其他可供针刺或按揉的穴位

- ◆ 主穴：内关、太冲、大椎、曲池。配穴：百会、四神聪、大陵、定神、心俞。
- ◆ 主穴：三阴交、太溪、太冲、绝骨。配穴：神庭、膻中、照海。
- ◆ 主穴：三阴交、神门、足三里、绝骨。配穴：百会、大陵。
- ◆ 主穴：中脘、丰隆。配穴：内关。
- ◆ 主穴：太冲、内关。配穴：神门、百会。
- ◆ 主穴：风府、风池、间使、上星、足三里、太冲。配穴：气海、膈俞。
- ◆ 主穴：心俞、大陵、神门。
- ◆ 主穴：肾俞、关元。
- ◆ 主穴：大椎、内关、丰隆。
- ◆ 主穴：神门、三阴交。

儿童多动症的捏脊疗法

中医原理：脊柱穴属督脉，督脉督率阳气，统摄真元，推捏脊柱能调阴阳、理气血、和脏腑、通经络，具有活血通络、开窍益智的功效，可试用于儿童多动症。

施行方法：用食指与中指的指面自上而下直推大椎至长强穴（即整个脊柱），每回推50～100次，称推脊。同时使用捏法，用食指与拇指捏住脊柱的皮肤，自上而下缓缓推进，一般捏3～5遍，称为捏脊。常常每捏3次再将皮提一下，即为"三捏一提"法。在捏脊前应先在背部轻轻按摩几遍，使肌肉放松。

捏脊疗法一般可隔日一次，10次为一疗程，间歇3天，可考虑下一疗程。操作时，手法要柔和、平稳、均匀，小儿姿势体位要舒适自然，并消除其恐惧感，取得小儿和家长的配合。

儿童多动症的耳穴疗法

中医理论：中医认为，人体的耳壳与身体各脏器是互相联系、互相影响的。通过对耳穴的刺激，能促进大脑皮质的觉醒和兴奋机能的平衡，改善皮层的活动功能，达到防治疾病的目的。耳穴疗法简单易行，无痛苦，更适用于儿童。

处方配穴：有以下各组处方配穴，可轮流选用，3天轮换一次，每次均取双侧耳穴。

一个月为一疗程。

第一组，心穴、肝穴和肾上腺穴。

第二组，肾穴、神门穴和皮质下穴。

第三组，脑点穴和兴奋点穴。

第四组，兴奋点穴、脑干穴、皮质下穴和肾穴。

材料及工具：橡皮膏、油菜籽、钝圆头针、剪刀。

操作方法：将橡皮膏剪成5毫米～6毫米见方的小块，上面放一粒油菜籽，备用。将圆针头在选用的穴位附近轻轻点按，找到压痛点（如找不到压痛点，可按耳穴图所示的穴位为准）。先用圆头针的圆头在压痛点（即穴位）上重压一下，使该处出现凹形圆点，再用橡皮膏上的油菜籽对准此凹点贴上，然后用手指压按菜籽，小儿感到疼痛即可。嘱家长每天在穴位上用食指和拇指前后相对按压菜籽，每天3～4次，每次两分钟。

耳穴贴籽与耳针类似，且不破皮肤，不会引起感染，比耳针更安全、方便。

曾有报道，用第四组耳穴，方法同上，每周按压两次，左右交替，每日按压至少3次，每次30秒至1分钟，15次为一疗程。治疗3个疗程，疗程间休息两周。总有效率可达81.2%。

儿童多动症的推拿疗法

推拿疗法简易好学，方便无痛苦，不需要特殊设备，可以在家里施行。最简单的方法是推拿手指的螺纹面，可有疏通经络、滋补心肾、清肝潜阳、益智宁神的功效。下面介绍几种方法，供参考使用。

多动症伴肾阴不足、肝阳偏旺证

取穴：小指末节、食指末节的螺纹面。

操作：施行者用拇指分别由指根向指尖方向直推小指的螺纹面，再由指尖向指根方向直推食指的螺纹面。如此反复100～500次。

功效：前者可以补肾经，后者可以清肝经，由此可以达到滋肾阴、潜肝阳的效果。

多动症伴心气虚证

取穴：中指末节的螺纹面。

操作：施行者用拇指沿顺时针方向旋推患者的中指末节螺纹面100～500次。

功效：此法可以补心经，对心气不足引起的注意力不集中、善惊易恐等症状有良好效果。

多动症伴心气两虚证

取穴：拇指末节及无名指末节的螺纹面。

操作：施行者用拇指分别由患者拇指桡侧掌根方向直推，沿顺时针方向旋推无名指螺纹面，100～500次。

功效：前者为补脾经，后者为补肺经。脾胃为后天之本，为气血生化之源；肺为主气之脏，又为水上之源，推补脾肺二经可以益气养阴。

治儿童多动症伴心脾气虚证

取穴：拇指末节螺纹面及中指末节螺纹面。

操作：施行者以拇指向掌根方向直推拇指末节螺纹面，旋推中指末节螺纹面，100～500次。

功效：以上二法为补脾经和补心经，对心脾气虚引起的儿童多动症有一定疗效。

儿童多动症伴肾气虚证

取穴：小指末节螺纹面或前臂桡侧阳池至曲池连线。

操作：施行者以拇指直推小指末节螺纹面向根部，100～500次；或以拇指桡侧面，自患儿腕部沿合谷至曲池连线向肘部推100～300次，称推三关。

功效：推三关性属温，能补气行气，温阳散寒，对肾气虚证有较好效果。

多动症伴脾气不足，痰浊内阻证

取穴：中脘、足三里、天突和脐部。

操作：按摩中脘穴5分钟，揉脐部5分钟，按揉足三里穴20分钟，可以健运胃脾之气。按揉天突穴15次，直推膻中穴50次，可以化痰顺气。配以开天门法（即推攒竹）20次，可以宁心安神。隔日一次，15次为一疗程。

功效：有较好的运脾化痰的功效。

儿童多动症伴湿热内蕴，痰火扰心证

取穴：手掌面，以掌为中心，以圆心至中指根横纹约2/3处为半径作圆周。

操作：施行者以拇指沿上面的部位顺时针方向作弧形或环形推动，配以清心经。

功效：可清心泻火，健脾利湿。

多动症伴瘀血内阻证

方法一：头面部

取穴：攒竹穴、坎宫穴、太阳穴。

操作：分别用两拇指自上而下直推攒竹穴30次，然后用拇指自眉心向眉梢分推坎宫穴30次，同时配合轻揉双侧太阳穴各50次。

功效：有醒脑开窍、宁神益智的功效。

方法二：腰背部

取穴：大椎、长强。

操作：用食指与中指的指面自上而下直推大椎至长强穴（即推脊柱），

每次推50次，同时使用捏脊疗法。

功效：有活血化瘀、开窍益智的功效。

儿童多动症的饮食疗法

俗语说"民以食为天""药疗不如食疗"。许多疾病是因为饮食不当引起的，不少疾病也可以通过饮食调整来辅助治疗。据有关研究认为，儿童多动症与饮食的关系也是非常密切的，其中主要有以下几种情况。

◆ 在食物中缺乏多种维生素，如B族维生素中的维生素B_6或维生素D等。缺乏微量元素如锌、铁等。蛋、肝、血、豆类、花生、瘦肉、虾、水果、蔬菜等维生素、微量元素含量比较丰富，应充分补充。

◆ 食品中的防腐剂、调味剂、添加剂、人工色素等过多，虽可能并不超过标准，但由于儿童一次食入太多而引起过量。如果冻、油炸食品、膨化食品、沙拉酱等，儿童不宜多食。

◆ 含有甲基水杨酸盐类的食物，如西红柿、橘子、苹果等吃得太多，或食入胡椒粉、辣椒等调味品后，可使那些有遗传因素的儿童发生多动症，或使多动症状加重。

◆ 有人发现，儿童多动症的发生与食物中的某些氨基酸过多有关，特别与蛋氨酸和酪氨酸过多有关。

◆ 有人认为，多吃糕点、饼干、糖和多饮糖类饮料以后，可以刺激大脑，使大脑释放5-羟色胺过多，导致人出现情绪低落、烦恼急躁、行为失控、动作过多等症状。

有研究发现，如果限制儿童食用可能引起儿童多动症的食品一个月以后，约48%的多动症儿童症状可以消失或减轻。但如果又食用这些食品时，症状又可重现或加重。有人发现，如果给多动症儿童补充一定量的微量元素锌、铁等或大剂量维生素后，可使多动症病情减轻或消失。以上观察说明，改善多动症儿童的营养，平衡膳食，促进大脑的营养吸收和发育，必然有利于控制多动症的病情。

一般认为，多动症儿童的饮食应该选择含有高维生素、高蛋白质和高磷脂的食物，如蛋类，瘦肉，动物脑、心、肝，鱼类和海产品等，以及大豆、玉米、水果和新鲜蔬菜等。总之，要使儿童饮食多样化，不可偏食，要荤素搭配，粗细同吃，提高食物的利用率，促进脑组织的健康发育。

治疗儿童多动症的饮食疗法举例

中医对饮食疗法非常重视，用食物治病十分普遍，是中医治病的一大特色。食物中配以一定的中药，能起到补身治病的作用，即中医通常所称的"食疗"。

中医饮食疗法内容丰富，形式多样，制作简单，取材方便，深受家长的欢迎和儿童的喜爱。以下介绍几种治疗儿童多动症的膳食，供试用。

▲鱼鳞膏。将草鱼或其他有较大鳞片的鱼洗净，取约50克鱼鳞加一饭碗清水煮沸15～20分钟，弃去鱼鳞。待鱼鳞汤冷却后即凝结成膏状，食用时可加些酱油、麻油凉拌，也可加糖，放入冰箱中片刻，作为冷饮，有补脑强身作用。

▲虾壳汤。虾壳15克、菖蒲和远志各9克，用水煎服，每天一次，久服可以出现效果。

▲参蛋汤。太子参15克，红枣15枚，鸡蛋2个，加水同煮，蛋煮熟后取出，剥去蛋壳，再加入同煮片刻，即可吃蛋喝汤，每天一次，久服可见效果。

▲ **猪肉莲子汤**。瘦猪肉75克、莲子和百合各30克，共放入锅内加水炖汤，调味后食用，每天一次，连服有效。

▲ **三七脑髓汤**。每次用新鲜猪脑或羊脑1个，三七粉3克，加少许食盐、葱、姜等调味品，隔水炖熟，可以当菜吃。

▲ **甘枣麦片汤**。枸杞12克、甘草6克、红枣15克，煎煮20分钟，滤汁，留红枣，加燕麦片20克～39克，煮成粥，作为早餐，可以常服。此粥仿甘麦大枣汤之意，加枸杞养心补肝，可作儿童多动症的辅助治疗。

▲ **泥鳅炖豆腐汤**。泥鳅500克、白萝卜和豆腐各250克，加食盐少许，水适量，炖熟后食用有效。

▲ **灯芯花鲫鱼粥**。灯芯花4.5克、100克左右的鲫鱼1～2条、陈皮3克、白米30克，煮成稀粥，常常服用有效。

▲ **归芍炖甲鱼**。当归10克、赤芍10克、甲鱼1只，先用热水烫甲鱼，使其排尿后，切开洗净其肠道，然后将整个甲鱼连甲鱼壳一起与当归、赤芍放入锅内，加水适量，炖熟服用，久服有效。

▲ **竹笋荸荠汤**。竹笋150克、荸荠90克、红糖适量，用水炖汤，每天一次，连服有辅助治疗作用。可用于多动症伴有湿热内蕴、痰火扰心证。

▲ **莲芯补血汤**。将熟地15克、竹叶12克、莲子芯3克一起放入布袋中，与猪肝50克同煮30分钟，取出布袋，加食盐少许，食肝喝汤。竹叶、莲芯可清心火，熟地、猪肝入肝肾二脏，补血补阴，用于心肝血虚、睡眠不安、小便短少的多动症儿童。

▲ **狗肉黑豆汤**。狗肉50克、黑豆20克，将狗肉洗净切块，与黑豆同煮成汤服用，隔日一次，可治肾气虚证的多动症儿童。

▲ **芡莲红枣汤**。莲子肉20克、芡实15克、红枣12克，同煮酥软即可，加少量白糖，可作早餐或点心，可连服。此汤有补肾养心的功效，适用于儿童多动症伴有睡眠不安、遗尿者。

▲ **莲芯百合汤**。莲子芯、百合、桂圆肉、红枣各取适量煨汤，当点心

服，每天一次，可以连续服用。久服有补益心气、调整心神的功效。

▲**桂圆肉**。桂圆肉500克（鲜品更好），白糖50克。将桂圆肉放入碗中，加上白糖，反复蒸、晾3次，使颜色变黑。将变黑的桂圆肉再拌以少量白糖装瓶放置冰箱内备用。每天服2次，每次服4～5颗，连服7～8天为一疗程，可以连服几个疗程。

第十五章

儿童多动症的将来结果

儿童多动症的将来结果，与是否进行有效治疗有密切关系。儿童多动症治疗的有效率在80%或以上，但未经治疗或治疗不系统者，约有半数以上多动症可以持续到成人。我们必须认识到儿童多动症是一个长时间、慢性的心理障碍，它所带来的危害是人们始料不及的。加强多动症的防治工作，可以明显改善多动症儿童的预后，帮助分心多动的孩子摆脱烦恼。

多动症的治疗效果

儿童多动症如果诊断明确，用药方法正确，用药剂量恰当，经过1～2个月的治疗，就可取得一定程度的系列效果。有些儿童经一段时间治疗后，症状明显改善，注意力集中，活动减少，情绪稳定，学习提高，与治疗前相比判若两人。家长和老师感到惊喜，都说孩子完全变了一个人。多动症的治疗效果是肯定的、理想的，不同报告的疗效在77%～90%。但此时多动症并没有治愈，一旦治疗中断，疾病可以复发。

据笔者的临床经验，多动症的治疗效果大致是：如果有100名多动症儿童从小学开始治疗，到了小学毕业时，大约有80%（80人）达到治愈的效果，可以停止用药；有20%（20人）到了中学还需要药物治疗，大约也是80%（16人）到初中毕业时可以治愈；到了高中仍有4人需要继续治疗，但仍有希望治愈；成年后，可能仅有1%左右的人仍有多动症。总体来看，99%的多动症儿童经过长期、正规的治疗，有望得到治愈。

多动症的自然结果

如果对多动症儿童不加任何干预，听其自然发展，结果又是如何呢？是不是像有些人所说的那样，孩子小的时候总是多动、调皮的，长大后自然会好的，不用吃药，不用治疗？事实并非如此。

临床所见到的患儿童多动症的小学生，其实孩子在幼儿时期就有所表现，父母和老师已经发现孩子特别多动，不肯听话，无法静坐，喜欢惹人。他们也去问过同事或医生，大多数人认为孩子还小，不懂事，长大后自然会好的。可是，孩子进了小学以后情况并没有好转，家长这才到处求医，开始把孩子作为多动症儿童进行治疗。小学时期是多动症的高发阶段，在一、二年级时因为他们的智力不低，学习成绩尚可，容易被家长忽视。三、四年级时，多动症状明显出现，并发生学习困难，孩子在这个时期开始治疗的比较多，效果也非常明显。但仍有相当多的孩子没有治疗，或治疗不当，或治疗中断，他们勉强进入中学以后，症状更加明显，学习困难重重，还可能出现一些行为问题。这时开始治疗比较困难一些，治疗时间可能要长一些，但大多数仍然可以治愈。如果再不治疗，孩子初中毕业以后要想继续升学很不容易，有的只好早早辍学步入社会；有的家长出高价让孩子继续求学，勉强混到高中毕业已经算是不差了。即使有一些儿童到了青少年以后，多动症状有明显好转，注意力有所加强，开始认识到学习的重要性，也想好好学习，但苦于基础差，学习困难很大，孩子要比别人花几倍的精力和时间，还不一定能学习好。况且，孩子已经养成的一些不良习惯和性格也很难改变。

国外流行病学调查发现，儿童多动症有70%可以持续到青少年期，10%~60%持续到成人期，终身患病率为6%~9%。我国北京大学有3项88例3年以上随访研究，结果54.5%仍符合多动症的诊断，21.6%仍有一种或以上的精神障碍。

国外已开展成人多动症的诊治工作，国内对成人多动症还没有引起足够的重视。可以相信，绝大多数的成人多动症是由儿童多动症延续而来，完全自然痊愈的实例并不多见。

临床所见，多动症确实不容易自然痊愈。由此可见，孩子确定诊断为多动症后，应该尽早治疗。可以说，多动症是早治早好，晚治慢好，不治不好。

多动症与预后有关的因素

综合国外资料和国内实际观察，我们认为多动症的预后，与是否进行系统治疗、有无良好教育，以及多动症病情的轻重程度有密切关系。大多数多动症儿童病情较轻，随年龄增长自制力增强，成人以后可表现正常，也可能在性格上遗留某些问题，如注意力不够集中、容易冲动、比较固执、社会适应能力和人际关系较差等。至于症状比较严重，特别有行为异常者，预后较差，青年时可出现学业荒废、攻击性和反社会行为、社会适应不良、情感幼稚、缺乏自尊、斗殴等问题。对这些多动症比较重的儿童如能早期发现，早期干预，及时治疗，加强教育，改善环境，仍然可以取得良好效果。

总之，儿童多动症的预后与以下因素有关。

◆ 病情比较轻，仅有注意缺陷而无多动和严重行为问题者，预后较好。

◆ 家庭成员文化水平高，家长心理素质好，家庭和学校教育环境较好，预后比较好；反之则预后差。

◆ 能比较长时间坚持适当的药物和心理治疗者预后好，没有进行治疗者预后差。

◆ 家庭或成员中有精神病史、智能低下，父母离婚或单亲家庭，家中有酗酒、吸毒、嗜赌或攻击行为犯罪者，预后较差。

◆ 家长经常与老师、医生保持联系，有问题及时解决，多动症儿童自觉进行治疗者，预后好；儿童拒绝治疗，家长不坚持，又不与医生联系者，预后较差。

多动症引起学习困难

　　一个聪明、活泼、可爱的孩子，为什么学习不好？许多老师常常告诉家长，你的孩子很聪明，就是上课不安静，不注意听讲，学习成绩下降，需要好好管教。家长也发现自己的孩子学习不用功、不主动，写作业很慢，一点点功课要很长时间才能完成。家长也下了功夫亲自辅导，请过家教补课，效果不大。老师埋怨家长没有管好，家长责怪老师没有教好，相互指责但于事无补。家长常常骂孩子不用功，不争气，心里又气又急，总是百思不解，不知如何是好。有的孩子也想好好学习，争取好成绩，使老师高兴，使父母放心，可总是思想集中不起来，控制不住自己。

　　实际上，孩子得了一种心理上的病，就是"注意缺陷多动障碍"。多动症儿童的学习困难有轻有重，有的可能只有语文学习困难，如写错字，记忆差，背不出课文，写不成文章等；有的表现为数学学习困难，如演算障碍，答案错误，或应用题不理解等。初上学的头一两年还可以把学习应付过去，随着课程难度的加深，学习成绩逐渐下降，甚至常常不及格。估计有60%的多动症儿童有不同程度的学习困难，25%～31%高中不能毕业。

　　过早退出学习生活，过早进入社会，可以说是多动症儿童的一个损失，也是家长的一个无奈的遗憾。事实上，多动症儿童经过及时治疗，在家长的支持下，在老师和同学的帮助下，在自己的努力下，完全可以克服学习上的种种困难，与正常儿童一起进步，完成自己的学业。

多动症引起心理障碍

多动症儿童所受的心理压力是巨大的。他们在家里得不到家长的喜欢，还可能经常受骂挨打，在学校里常常被老师批评，被同学讥笑，回到家交不出好的学习成绩，到了学校交不出做好的作业。他们两头受压，神情紧张，把学习当成一种沉重的负担，整天提心吊胆，愁眉苦脸，可能产生种种心理障碍，如害怕、烦恼、情绪低落、自卑、学习恐惧、脾气暴躁、焦虑不安、孤独感、抑郁、厌学、厌世等。心理障碍严重的可以引发不同的心理疾病。

▲ **学校恐惧症**。学校恐惧症是儿童对学校产生恐惧，害怕老师批评和同学讥笑，不敢去上学，是由于自尊心受到严重伤害的结果。有的孩子因为学习困难大，学习成绩差，又缺乏克服困难的意志和勇气，拒绝上学。这是一种强烈的情绪反应和痛苦的体验，是孩子不得已采取的一种回避措施。拒绝上学是学校恐惧症的主要表现，开始可能表现为上学很勉强，该去上学时不去或找种种理由逃学。如诉说头痛、腹痛、无力、不适等，往往在上学时出现，休息日消失。如强迫去上学，孩子可能出现哭闹不止、大发脾气、烦躁不安等强烈情绪反应，甚至宁愿在家受皮肉之苦也不肯去上学。

▲ **儿童焦虑症**。多动症儿童因学习困难，精神长时间处于紧张焦虑状态，担心老师批评，害怕父母打骂，终日惶恐不安，引发睡眠障碍，食欲下降，厌学，上课分心，坐立不宁，可以伴有自主神经功能紊乱，如心慌、胸闷、气短、烦恼、出汗、头晕、容易激动等。多动症女孩容易产生惊恐性焦虑症，表现在一段时间内突然发生极度害怕或不舒服感，在几分钟内达到高峰。具有以下12条中的4条即可诊断：①心悸、心慌或心率增快；②出汗；③颤抖；④觉得气短或胸闷；⑤窒息感；⑥胸痛或不舒服；⑦恶心或腹部不适；⑧感到头昏、站不稳、头重脚轻或晕倒；⑨环境解体（非现实

感）或人格解体（感到并非自己）；⑩害怕即将死亡；⑪感觉异常；⑫寒战或潮热。

3.**儿童抑郁症。**多动症儿童由于得不到家庭、学校和社会的广泛支持，在学习上屡受挫折，自卑、缺乏自信等，容易诱发儿童抑郁症，其中女孩多于男孩。主要表现：①情绪异常，表现为情绪低落、悲伤、好发脾气、自我评价低、生活无兴趣、厌学、厌世等；②行为改变，表现为活动减少或多动、冲动、不听话、攻击行为、逃学、打架、与老师同学关系不良、学习成绩下降，或行动迟缓和退缩；③思维、语言迟缓，言语减少、低声细语、思维迟钝、自卑、罪恶妄想等；④身体不适，头痛、头昏、胸闷、无力、食欲减退、睡眠障碍等。严重儿童抑郁症可以反复出现想死的念头，或有自杀企图、行为。

多动症引起不良行为

多动症儿童自我控制能力差，对自己的行为缺乏意向控制能力，容易冲动和激惹，轻微的刺激就会引起强烈的激动反应或愤怒，易为一点儿小事而吵闹、打架、伤人或破坏物品。他们在家里常常受父母打骂，在学校受老师批评和同学冷落，学习的任务很难完成，想玩的游戏玩不成。他们的思想负担沉重，心理压力巨大，不知如何办才好。在无计可施、无路可走的情况下，他们很容易出现一些不良行为。

▲ **攻击行为。**多动症儿童行为多动、冲动，平时受大人的批评、打骂，会向比自己弱小者报复、出气。他们有攻击性倾向，常常表现为欺负、打击和威胁弱小者，经常抢别人的东西，挥拳打人，用头撞人，用脚踢人，咬人或大声吼叫吓人等攻击行为，并常常伴有激动、愤怒等情绪改变。

▲发脾气。多动症儿童脾气比较暴躁，在外面受到挫折后，回家就发脾气，哭叫不止，乱丢东西，赖地打滚，打人踢人，用这些方式来威胁父母。这种情况一般多发生在对孩子溺爱的家庭。有的多动症儿童在和小朋友稍有摩擦时也会大发脾气，大声骂人或动手打人。

▲说谎。多动症儿童为了逃避家长的责备，在学校的不好表现或不良行为，如考试不及格，弄坏了同学的文具或动手打了人，回家后常常用说谎的办法来欺骗父母，如虚报成绩，把58分说成85分，或恶人先告状，说小朋友先打人等，以求得家长的同情和谅解。

▲吸烟。多动症儿童生活比较散漫，学习不好，被老师、同学看不起，不能得到父母的喜欢，内心空虚、苦闷，就用吸烟的方法来消遣、解愁。

▲酗酒。有的多动症儿童注意力涣散，对学习不感兴趣，生活上屡遭批评、挫折，缺乏乐趣，便饮酒作乐；有的孩子为了弥补生活上的空虚，寻求精神上的刺激，便借酒消愁，麻痹自己。长期饮酒特别是酗酒，会使人出现感觉迟钝、注意力分散、记忆和理解能力下降等问题，使多动症状加重。

▲厌学、逃学。多动症儿童学习意志薄弱，缺乏学习自信心，没有学习兴趣，认为自己不如别人，再努力也无济于事，容易发生厌学、逃学。有的孩子早晨背着书包去上学，在街上游荡半天，晚上再回家。等老师向家长询问时，家长才知道孩子又没有去上学。

▲离家出走。多动症儿童可以因为学校、家庭和学习上的种种压力，不得已采取离家出走的办法。有的家长要求过高，如果考不到多少分就不许回家，孩子达不到要求就不敢回家了；有的家长教育方法简单粗暴，不是打就是骂，吓得孩子提心吊胆过日子，学习不好就不敢回家；有的家长对多动症孩子失去信心，不理不睬，缺乏沟通，孩子得不到家庭温暖，没有生活乐趣，还不如离家出走到外面去闯一闯。

▲赌博。多动症儿童多动又好奇，对学习缺乏兴趣，总想寻求新的刺激来满足精神享受。有的孩子受社会不良风气的影响，看到别人以游戏方式进行

赌博，自己也想碰碰运气，就偷偷参与赌博活动，甚至赌博成瘾不能自拔，导致学习荒废，甚至走向犯罪之路。

▲偷窃。多动症儿童自控能力差，意志薄弱，不爱学习，喜欢贪图小便宜，爱吃喝玩乐，又无经济来源，就可能偷窃同学的财物为自己享用。有的多动症儿童经不起别人引诱，参与盗窃活动，走上犯罪道路。

▲轻生。据报道，学习和考试压力过重是青少年发生自杀的一个诱因。多动症儿童的学习本来就有困难，承受不了来自家庭、学校、老师和学习本身的巨大压力，整天闷闷不乐，郁郁寡欢，容易走上轻生道路，其中女孩比较多见。

▲暴力犯罪。多动症儿童脾气暴躁，自控能力差，容易冲动，如果家长放任不管，有的多动症儿童容易养成放荡好斗的"野性"性格。如果有不良分子引诱，他们可能参与打架斗殴、敲诈勒索、盗窃抢劫、杀人放火等暴力犯罪活动。

▲吸毒贩毒。吸毒贩毒是犯罪行为，最容易上当受骗的就是那些贪玩好奇、幼稚无知、涉世不深、抵御力弱、对毒品缺乏了解、闲荡于校门内外的未成年人。多动症儿童就是最容易上当受骗的青少年群体之一。他们对父母、学校、老师有强烈的抵触情绪和逆反心理，往往和一些校外不良人员混在一起，互相影响，相互模仿，一旦有人吸毒，便很容易染上毒瘾。

多动症儿童与网络游戏

注意可以分为主动注意和被动注意。有注意缺陷多动障碍的儿童主动注意有缺陷，而被动注意没有困难，有的还比较强。色彩鲜艳、快速运动、变化频繁、强度较大、新奇有趣的刺激物容易引起被动注意。多动症儿童对这类刺激物特别感兴趣，因为它们比起文化学习要简单、容易和有趣得多。不少孩子开始可能先玩玩手机小游戏，以后发展成玩网上游戏；开始是一个人独自玩，以后发展成多数人一起玩，逐渐成为网络游戏的俘虏，沉迷其中而不能自拔。

多动症儿童一旦进入网络游戏，似乎一切烦恼都消失了，这就是多动症儿童更容易网游成瘾的内在原因。其实，"网游"既不能解脱烦恼，也不能治疗多动症，只会使人意志消沉，浪费时间，虚度青春，荒废学业，家庭不和，前途渺茫，后患无穷。

有人看到多动症儿童玩网络游戏非常专心，一坐几小时都不累，误以为孩子没有多动症，而且还用网络游戏来治疗多动症，这是一个很大的错误。玩网络游戏不但不能治疗多动症，反而可以使多动症更加严重，因为多动症儿童比一般儿童更容易迷恋网络游戏。

在治疗多动症时，应同时注意"网瘾症"的治疗。从医学角度来看，网瘾与毒瘾有类似之处，应该采取药物治疗、心理指导和行政干预三管齐下的综合治理。单打一的方法可能达不到理想的效果。

多动症儿童对家庭的损害

有研究表明，多动症与遗传有一定关系，多动症儿童大多有家族史，如父母双方或一方，又或上一代亲属中有患多动症的。儿童多动症可以给家庭带来不同程度的损害。

▲ **家庭不和**。多动症儿童注意力不集中，多动冲动，不听管教，学习成绩差，经常被家长打骂，孩子哭哭闹闹，弄得全家不得安宁。家庭成员对孩子的态度不一致，有的要打骂孩子，有的要庇护孩子，意见不统一，相互指责，

一个说孩子被打怕的，另一个说孩子被惯坏的，争吵不休，使得全家不开心，不和睦。

▲ **心理负担**。多动症儿童不但学习差，还扰乱课堂纪律，厌学、逃学，家长经常被老师批评，埋怨家长教育不好，缺乏家教，没有尽到责任。家长心里又羞愧，又恼怒，往往在孩子身上出气，责骂毒打，但并没有解决问题。他们担心孩子学习不好，长大后没有出息，但他们没有办法来改变孩子的现状，因此忧虑重重，心理负担很重，却又无可奈何。

▲ **经济负担**。治疗多动症需要经济开支，请家庭教师需要钱，买辅导材料要花钱……细算起来，经济上的负担可能使一般家庭难以承受。这也是有的多动症儿童早早辍学的一个因素。

▲ **家庭暴力**。家长对多动症儿童施行暴力的情况，媒体不断有报道，如武汉夏某因11岁儿子贪玩、逃学，竟将其捆绑悬吊致死。现在家庭还出现孩子打父母的新型暴力，据广东中山市人民医院心理科统计，一年就有30多位受孩子伤害的父母带孩子去就诊。暴力实施者多为12~16岁的青少年。有一位胡女士的孩子15岁，对学习兴趣不高，沉迷于网络游戏，还挥着拖把打母亲，吓得她不敢回家，只好睡到亲戚家。

多动症儿童对学校的损害

每个学校的每个班级总有几个成绩比较差的学生，其中确有多动症儿童。他们的所作所为可能影响学校的声誉、老师的利益，给学校造成一定的损害，是学校比较烦心的事情。

▲ **影响师生关系**。有的多动症儿童上课不听讲，小动作多，不守纪律，影响全班学习，惹老师生气、恼怒。老师批评效果不佳，有时施行体罚。有的

学生怀恨在心，纠集一些同学伺机报复，师生之间关系紧张。

▲ **影响学校声誉**。有的多动症学生在学校里可能参与斗殴、破坏公物、惹祸、偷窃、欺侮弱小同学，甚至到社会上去干坏事，败坏学校风气，影响学校声誉，给学校造成损害。学校老师、校长即使花了很大精力，想了不少办法，有时也收不到多大效果。有的学校就提出一些理由把孩子开除，丢掉"包袱"。

▲ **影响学生团结**。有的多动症学生自己不好好学习，还经常影响其他学生学习，有时还会打架、争吵，或三五成群结成小团伙，惹是生非，制造事端，破坏学校秩序。

▲ **影响升学率**。升学率常常是评价一个学校好与差的重要指标。有的学校把学生成绩、学校的升学率与老师的奖金直接挂钩，学校、老师和学生对学习成绩、升学率都十分重视，视为共同奋斗的直接目标。多动症儿童多的学校，学习成绩差的学生也必然增加，势必影响学校的升学率。所以，这部分学生常常被看不起、受冷落，使其心怀怨恨，严重影响他们的心理健康。

儿童多动症与犯罪

青少年犯罪原因是多方面的。据国外研究发现，青少年犯罪除了外界环境因素外，还有一定的内在原因。对自己的行为缺乏自我控制及约束能力，并有一定的冲动性是青少年犯罪的特点。这里面既有心理上的原因，也有生理方面的原因，情况比较复杂。报道认为，青少年犯罪可能与儿童多动症有关。

据美国《芝加哥论坛报》的一项研究报道，将103例在儿童期曾被确诊为多动症的16～23岁的男性与100例正常同龄男性作为对照组进行比较，结果发现两组有显著差异。

	多动症组（%）	对照组（%）
被捕率	39	20
被判罪率	28	11
坐牢率	9	1

可见，多动症儿童成人后犯罪率比正常儿童成人后犯罪率明显增高。

1985年，有一则报道指出，经长达10年的观察发现，多动症儿童有48%的人有反社会性格障碍，而对照组中只有20%。所以，美国曾经提请人们注意：患有多动症的青少年会聚集成犯罪集团，其中有些青年会变成非常危险的人物，他们在家庭和学校中所受的委屈和冷落，会发展成攻击性行为和反社会行为。

我国尚缺乏有关这方面的观察研究和公开报道，但青少年犯罪可能与多动症有一定关系。我国拥有5%左右的儿童多动症发生率，使我们对多动症儿童的犯罪问题不能等闲视之。预防青少年犯罪除了加强法制教育外，开展青少年犯罪心理的研究，对他们的心理障碍进行分析和矫治，是一个值得引起重视的问题。

第十六章

儿童多动症的未来期望

每个家长都希望自己的孩子健康成长，成为一名德、智、体、美、劳全面发展的人才。但孩子的"分心多动"仍是困扰儿童和家长的一个心病，多动症之谜尚未被完全揭开，许多问题有待深入研究。家长、老师、同学、医生和社会各界还有许多工作要做，可谓任重而道远。

期望正确认识儿童多动症

儿童多动症是儿童心理障碍所表现的一个突出症候群，核心问题是儿童自制力差，注意力不集中，他们的智能虽然不差，但有学习困难存在，行为不能自控，给人以顽皮、多动、愚笨的感觉。所以，多动症儿童常常被认为是"笨蛋""品行不好""差生"，甚至被说成"神经病"。他们经常被老师训斥，常被同学冷落、歧视，家长也常被老师叫去"教训""警告"……这些都是由于人们对多动症本质缺乏正确的认识造成的。

▲ **儿童多动症是一种病态心理。**活泼好动是孩子的天性，于是有人把多动症儿童的多动表现看成儿童的天性，是个人的性格问题。但研究发现，多动症的多动与儿童的活泼好动有本质的区别，不仅是性格问题，而且是心理上存在一定缺陷。目前已经公认，注意缺陷或注意障碍是多动症的本质问题，多动症是一种病态心理，多动不过是其外在的表现形式，有的多动症儿童可以没有多动的表现。

▲ **多动症是一种疾病。**多动症是不是一种疾病，有过多年的争论，但目前多动症确实是一种疾病已得到公认。现代儿科学、精神病学等专著都有对本病的系统论述，可以肯定地认为，多动症绝不是儿童的故意行为，而是一种儿童不能自控的疾病。

▲ **多动症是一个长期、慢性的疾病过程。**经研究观察发现，多动症是一个长期、慢性的疾病过程，常常无法说出确切的发病时间。中国有一句古话，"冰冻三尺，非一日之寒"。有的多动症儿童在婴儿期开始就有多动症的一些表现，不过没有引起人们的注意；有的到了成人期仍残留有多动症的一些表现或后果，但往往被认为是其他问题或障碍，没有与童年时期的多动症联系起来。目前公认多动症是一个较长时间的疾病过程，需要家庭、学校、社会多方面对多动症儿童进行长期帮助，尽早识别多动症，坚持长期不断的合理治疗，

才有可能取得良好效果。

▲ **多动症不会完全自愈**。一部分多动症儿童长大成人以后，多动症状明显减轻或消失，于是有些人就误以为多动症是可以自愈的，采取听其自然的态度，不主张进行治疗，更不愿意用药物治疗。但研究发现，未经治疗的多动症儿童，70%症状可以持续到青年期，30%可以持续到成年期。除了多动症状减少外，其他症状如注意力涣散、容易分心、脾气暴躁、情绪容易冲动等，并不容易好转，甚至有所发展，如行为放纵、打架斗殴、酗酒等。即使多动症确已痊愈，但已经荒废的学业是无法弥补的。所以，儿童多动症不会完全自然痊愈，应及时进行诊断和综合性治疗，促使多动症早日痊愈。

▲ **多动症是可以治疗的疾病**。自从1937年有人应用苯丙胺治疗多动症取得良好疗效以后，经过近半个世纪的实践证明，多动症是可以用药物治疗的疾病，并为许多国家的医生所接受。尤其在美国应用精神振奋剂（哌甲酯）治疗多动症相当普遍，治疗效果在60%左右。多动症的药物疗效是十分令人满意的，如能配合心理、教育等其他疗法，可以收到更好的效果。因此，不能认为多动症儿童无药可救，更不应听之任之，应及时到专科医院去进行诊治。

▲ **多动症儿童的治疗要因人而异**。要认识到儿童多动症的病情有轻有重，发病有早有晚，治疗反应有好有差，疗程有长有短。因此，在治疗上要因人而异，不能千篇一律。对病情较轻的多动症儿童可以教育为主，进行心理治疗和行为矫治；但病情较重的多动症儿童，要以药物治疗为主，从小剂量开始，逐渐加量。要坚持治疗相当长的时间，短则一年半载，长可达三五年以上。治疗上有相当灵活性，但应以综合治疗为原则。

期望正确对待多动症儿童

多动症是一种心理疾病，给儿童和周围的人带来的痛苦和困扰有时比躯体的疾病还要严重。期望家长、老师、同学和周围的人对多动症有了正确认识以后，还能正确对待这些多动症儿童。

▲ **多给儿童关爱**。家庭和学校是儿童发展的两个关键场所，对多动症儿童的治疗起着重要作用。家庭成员、老师和同学以及其他人都应给他们理解、同情和温暖。要像关心体贴躯体有病的孩子一样，爱护、关心、帮助多动症儿童，使他们有信心克服困难，坚持治疗，战胜心理障碍，克服分心多动，恢复健康。

▲ **不同情况，不同对待**。有些症状不严重的多动症儿童，在学习和行为上还没有受到明显的影响，可以采取教育方法、行为矫治和心理治疗等进行纠正。如果症状比较明显，并已明显影响学习效果时，应同时进行药物治疗，以期早日达到满意的治疗效果。药物治疗应经专科医生诊断，并在医生的长期指导下进行，不要随便乱服药。

▲ **要求孩子应根据实际情况**。多动症孩子的智能有高低，病情有轻重，对他们应区别对待，根据具体情况，定出不同要求。家长不要相互攀比，不可过高要求孩子，不应逼子成才；老师也不能要求全体学生都考高分，只要孩子在自己原有基础上有些进步就应鼓励。在教育制度上，家长、老师也应针对以上情况灵活掌握。例如，幼儿园大班同一年龄的孩子，在智能、自制力等方面是有差别的，对少数心理发育迟缓、情绪不稳定、自制力差、智能较差的孩子是否一律在6岁就得上学，值得考虑。否则他们压力太大，难以适应学校学习生活，容易出现不能静坐、不守纪律、分心多动、调皮捣蛋等现象，不能完成作业，学习成绩不好。家长应根据孩子特点进行重点关心和帮助，或及时去医院诊治。

▲ 对中学生多动症不要忽视。有很多中学生来就诊时诉说自己在小学时成绩优良，但到中学以后成绩明显下降，注意力不集中，造成学习困难；有的中学生社会交往不良，与人相处不好；有的中学生与家长无法沟通，离家出走，甚至轻生自尽；有的中学生发生行为问题，说谎、逃学、偷窃、斗殴等。家长、老师应该学习一些心理学知识，认识多动症的性质，常与孩子谈心，交流思想，及时了解他们的想法和存在的困难，及时就医，防范在前。

▲ 及时发现，及时就医。多动症是可以终生存在的心理障碍，有些孩子在新生儿期、婴儿期已可察觉，到幼儿园特别是到大班时表现已比较明显，家长应提高认识，及时发现，及时就医，及时干预。医生要认真对待，细心诊断，不要三言两语，一推了之。家长对孩子的心理素质比较了解，医生可以根据家长提供的情况，进行有针对性的指导和治疗，同时家长加强家庭教育，以期减轻病情，做好入小学的准备工作。

▲ 加强家庭教育。家长应该提高自身素质，搞好家庭教育。好的家庭教育可以减轻多动症儿童的症状，教育不好可以加重症状。教育和管理多动症儿童是一件比较困难和费力的事情，家长需要特别耐心和较强的自我克制能力，否则因孩子的不听话而冲动发怒，达不到管教孩子的目的。

▲ 改进教学方法。老师要改进教学方法，避免儿童过度疲劳，帮助学生提高学习效率，科学安排课程，建立合理的作息制度，以便多动症儿童提高注意力的持续时间，对学习产生兴趣。

对多动症儿童的期望

大多数多动症儿童的智力是正常的或比较正常，在学习方面不应该发生困难。但他们中间有相当一部分人学习成绩不理想，甚至不及格。他们常常因此受到各方面的压力而焦虑不安，丧失自信，这是十分可惜、可悲的。患有多动症的儿童应注意以下几点。

▲ **正视疾病，坚持治疗**。患有多动症的孩子在学校里经常受到老师的批评，被同学歧视；在家里得不到父母的喜欢，而且常常挨打受骂，内心是十分痛苦的。问题是他们没有认识到自己患了注意缺陷多动障碍的毛病是可以治疗的。经医生检查确定诊断后，多动症儿童应该正视自己的疾病，按医生的指导积极进行治疗，坚持下去，多动症是完全可以治愈的。

▲ **建立信心，努力学习**。在治疗过程中，每个多动症儿童的治疗效果不是完全相同的，有的效果发生比较快，有的比较慢，有的可能一时没有效果，有的还可能产生一点儿副作用。治疗有一个适应和摸索的过程，这时需要多动症儿童建立治疗信心，不断与医生取得联系，调整治疗方法，力争取得最佳效果。同时，孩子还要把主要精力放在学习上，努力学习，争取学习成绩的不断提高。

▲ **坚定意志，克服困难**。多动症儿童在开始治疗时可能会遇到一些困难和问题，如吃药以后可能有些不舒服，耽误的学习内容比较多，一下戒断网络游戏有困难，父母之间的矛盾不能全部消失等。多动症儿童必须坚定自己的意志，认真对待可能发生的各种情况，下定决心，逐步加以克服。

▲ **改正缺点，共同进步**。多动症儿童的缺点和一些不良习惯不可能很快消失，家长对待孩子的不适当方法不容易很快改正，老师和同学对多动症儿童的看法也不会很快改变。关键是多动症儿童的缺点需要下决心努力克服，缺点改正了，家长、老师和同学的态度必然会发生变化。孩子和家长、老师、同学要经常沟通，相互帮助，这样才能改正缺点，共同进步。

对多动症儿童家长的期望

多动症儿童的家长内心十分痛苦、焦虑、怨恨、悲观、失望、害怕、无奈……他们复杂的心情是一般家长无法理解的。其实，多动症儿童并非无药可救，只要正视问题，克服困难，预后是乐观的。

▲**正确认识，正确对待**。家长应该对多动症儿童有一个正确的认识，必须认识到儿童多动症是一种慢性、心理上的疾病，绝不是孩子的故意行为；多动症不会自行痊愈，但可以治疗痊愈；多动症的治疗效果是相当理想的，但如果听其自然，以后的结果很难预测，多动症所造成的危害是始料不及的。家长应该正确对待多动症的孩子，不可打骂，因为用强迫手段不可能治疗疾病。家长应该给予孩子更多的关爱、关心和关注，按医生的指导积极进行多动症治疗，争取早日恢复健康。

▲**鼓励为主，适当批评**。多动症儿童因为缺乏自控能力，学习成绩不好，又经常惹是生非，缺点比较多，但他们也不是没有优点，特别是治疗以后，许多缺点逐渐得到克服。家长应该随时看到孩子的优点和进步，不断加以表扬和鼓励，增强孩子的自信心。对孩子的缺点应及时予以指出，进行适当批评，不断帮助其改正。

▲**控制自己，严禁打骂**。有的家长可能幼时也患有多动症，成人后仍然脾气暴躁，容易激动，对自己的行为不能控制，遇到不如意的事或心情不好时，常常把气出在孩子身上。如果孩子不听话，学习成绩又差，家长往往以打骂的方式简单处理，这样不但不能解决问题，反而会加重亲子间的矛盾。家长应该学习科学教育孩子的方法，严禁以打骂方式对待孩子。

▲**要求适当，不可强求**。家长对多动症儿童的要求不能过高，不可过急，不要过分，要求应该适当。如在学习成绩方面，孩子由不及格到及格就是很大的进步，应给以鼓励。只要孩子前后对比有进步，就应该表扬。如果孩子

迷恋网络游戏，可以要求他逐步减少玩游戏的时间，不可能立即戒断。孩子一时做不到的事也不可强求，如要求孩子一定要成为班上的前几名，要求孩子考上重点学校等，孩子会感到压力太大，结果往往适得其反。

对老师的期望

老师是与多动症儿童接触比较多、了解比较深、关系比较密切的人，老师的态度对多动症儿童的治疗有重要作用，甚至可能影响孩子的一生。

▲ **同等对待，一视同仁。** 有的老师对多动症儿童很不满意，很不喜欢，甚至想方设法把多动症儿童推到别的班级或别的学校去。其实，多动症儿童大多都是比较聪明的，他们的种种不良表现是由于疾病的缘故，并不是有意不听老师的教导。老师应该像对待其他同学一样，对多动症学生一视同仁，而且应该给予他们更多的关心和指导。

▲ **耐心教育，帮助进步。** 多动症儿童由于注意力不集中，讲课内容记不住，学习比一般同学困难，老师应该更加耐心地教育他们，针对不同情况，有计划、有目的地加强课外辅导，帮助他们不断进步。必要时可以适当降低对多动症儿童的学习要求，减少作业负担，减轻他们的学习压力，这样有利于解决他们的学习困难。

▲ **加强联系，相互沟通。** 老师应该加强与家长的联系，经常把学生在学校的表现告诉家长，家长也应该把孩子在家的情况告诉老师，相互沟通，以便有针对性地帮助孩子克服缺点，巩固优点，促进孩子进步。老师与家长对多动症儿童的问题应该相互商议，讨论解决的办法，不可互相抱怨、指责，老师尤其要起表率作用。

▲ **批评缺点，不可体罚。** 多动症学生的缺点比一般学生可能多一些，犯

的错误也可能严重一些，有的甚至与老师对着干，常常会引得老师生气、发怒。有的学校老师的奖金与学生的成绩挂钩，一旦因多动症儿童的缘故使老师的业绩受到影响，老师就会更加气愤，甚至出现动手打人、对学生施行体罚等现象，还不准学生告诉家长，这种情况严重影响儿童的心理健康发展。老师对学生的缺点、错误应该给予指出、批评和帮助，但绝不可以进行体罚。

对同学的期望

▲ **和谐相处，互相谅解**。多动症儿童在课堂上动作过多，影响其他同学上课；下课后打打闹闹，惹恼别的小朋友，不能与同学和谐相处。许多同学对多动症儿童往往敬而远之，这会让他们形成自卑和孤僻心理。同学应该理解他们的处境，与他们和谐相处，互相谅解，不要为一点儿小事争论不休。

▲ **尊重同学，不可歧视**。多动症儿童学习有一定困难，成绩比较差，常常被同学歧视，这对多动症儿童的心理造成很大伤害。其实，他们有许多优点，智力并不差。他们往往体格强壮，力气大，集体劳动抢在先，运动场上显身手。同学应该尊重多动症儿童，不可歧视他们，更不应该讥笑、讽刺或羞辱他们。

▲ **加强交流，增进了解**。同学之间可能经常发生一些摩擦、矛盾或争吵，许多情况是由于多动症儿童不能控制自己、容易冲动造成。同学之间平时要加强交流、谈心，增进了解，加强感情。班里同学如果认识到多动症的性质，对多动症同学的许多表现就应给予理解，对他们的一些过错就可以谅解，有助于矛盾的化解。

▲ **相互帮助，共同进步**。同学之间应该加强团结，不要搞小圈子，不要

把多动症同学孤立起来。进行治疗的多动症儿童，他们有时进步很快，行为有明显的改善，但在学习上可能仍存在一些困难，学习好的同学应该主动帮助他们克服困难，把延误的功课补上去，使全班同学共同进步。

对社会的期望

▲ **正确宣传，正面引导。** 要使人们了解多动症的知识，利用现代化的传播手段大力进行宣传是最有效的方法。宣传工作需要有领导、有组织、有计划地开展。宣传内容必须科学、真实、客观，不能把错误信息传播给读者。1998年，笔者看到某报一篇报道，引用一位医生的日记，描述有一个30来岁的男子要求用利他林，并讲述他6岁时父亲怀疑他是多动症，曾长期让他用利他林，他从18岁以后一到紧张时就要服利他林，而服后会有一星期的焦虑和失眠。从内容分析，该男子最晚用利他林是在24年前，即在1974年，也可能更早。那时我国还没有开展多动症的防治工作，还没有研制出利他林，可见这是一个莫须有的例子，不足为信。再说利他林的吸收很快，排泄也快，作用和副作用半天时间全部消失，不可能有一个星期的焦虑和失眠，除非他用的不是利他林。从我们30多年的应用经验，没有一例有利他林成瘾的。目前公认利他林是治疗多动症的有效药物，正确指导、正确服用是十分安全的。

▲ **提高认识，共同关注。** 儿童多动症是客观存在的事实，已经被世界各国所公认。但人们对多动症的认识并不一致，30年前的各国统计报告，发病率为1%～45%，差别很大，反映了认识判断上的差异。近20年来统计发病率在5%左右，各地差异明显缩小，说明人们在多动症的认识上已逐渐取得一致。总之，多动症及由此引发的问题已是困扰相当数量的青少年及其家庭的一个社会问题，应引起全社会的关注，大家共同努力来防治儿童多动症。

▲ **揭穿讹传，消除误解**。据统计，目前有超过1000万儿童有不同程度的多动症，这是一个不小的数字。可惜开展多动症的防治工作，只有几个大城市做得比较好，广大地区还没有认识到多动症的存在，更谈不上开展防治工作了。即使开展得比较好的地区也还有不少以讹传讹的传言，影响多动症防治工作的开展。例如，有人说治多动症的药不能吃，吃了要变成傻瓜。这种无中生有的讹传，引起许多人的误解。事实上，我们在长期工作中没有遇到过一例多动症儿童因吃药而变成傻瓜的。

▲ **打消顾虑，积极治疗**。在多动症防治工作方面，人们还有种种顾虑需要加以澄清，其中最大的顾虑是在药物应用方面。一是怕孩子吃了药以后成了"木头人"。其实，药物的作用不是使人镇静而是使人兴奋，孩子不会变成"木头人"。二是怕孩子吃了药有副作用，影响身体发育，怕脑子变笨。其实，药物的副作用主要是对消化道有些影响，可能出现厌食、恶心和胃痛，但时间很短，几小时就会消失，不会影响体格发育，更不会让脑子变笨。大多数服药的儿童只要按医生指导去用，不会发生任何副作用。三是怕吃药后会成瘾，造成依赖。其实，药物可以随时停用，绝没有戒断症状。至于停药后多动症状又出现，这是多动症还没有治愈的表现，不是药物依赖，再次用药，仍然有效。四是宣传药物副作用多，引起家长顾虑。药物确实有副作用，而且极个别病人副作用比较严重，甚至有死亡的报道，但要具体案例具体分析。从报道中可以了解到，发生副作用的病例都具有两个主要因素：一是用药剂量太大，比一般用量大出好多倍；二是用药时间太久（5～7年），而且是连续用药，没有间隙。如果能严格控制药物剂量，间隙用药，副作用完全可以避免。可见，治疗多动症的种种顾虑是不必要的，应该打消顾虑，积极治疗，这才是帮助多动症儿童的最好办法。

对医生的期望

▲ **正确诊断**，正确治疗。儿童多动症的诊断虽然有一定的标准，但不像其他疾病有明确的实验指标可依据，有一定的主观成分，可能出现一些差别。医生应尽可能做出正确诊断，才可以进行正确治疗。治疗方面既然有药物可治，作为临床医生应该以药物治疗为主，积极配合其他治疗。在治疗多动症的多种单一治疗方法中，以药物治疗效果最好，如能配合其他治疗效果就更好。

▲ **耐心解释**，帮助认识。多动症儿童的家长在就诊时常常要提出许多有关多动症的问题，如多动症的原因是什么，多动症能不能治疗，需要治疗多长时间，用什么药治疗，有什么副作用，有什么后遗症，会不会影响孩子发育，孩子吃药后会不会变成精神病，会不会变成傻瓜……对家长的这些疑问，医生必须耐心给以解释，帮助他们提高认识，打消顾虑，家长和儿童才肯积极主动配合治疗，提高治疗效果。

▲ **保持联系**，进行指导。儿童多动症不像伤风感冒之类的病短时可以治愈，治疗有一个长期的过程，医生与家长要保持联系，了解情况。家长在治疗过程中有什么问题应该随时告诉医生，医生可以根据情况进行指导帮助，达到提高治疗效果的目的。

▲ **开展研究**，提高水平。儿童多动症还有不少问题需要解决，如多动症发生的机理、多动症的诊断标准、多动症的治疗方法、研制更好的药物等。有条件的单位可以开展研究工作，把多动症的防治水平进一步提高。

对多动症防治工作的倡议

美国对多动症防治工作的倡议

美国是开展多动症防治工作最早的国家，对多动症问题十分关注，研究得比较深入。随着对多动症问题公共认识和科学知识的提高，多动症问题已引起全社会的广泛重视，家长、老师、专业人员都为多动症儿童及其家长的需要而尽力。家长支持的多动症儿童团体已普遍建立起来。这些团体经常举行会议，发表通讯，发布新闻，提供社会网络，以提高父母应对多动症的能力，并通过组织这些活动，来改善社会对儿童多动症的服务和提供财力支持。

为了更好地解决儿童多动症问题，美国还提出以下倡议，可供我们参考。

◆ 开展公共教育运动，消除有关多动症及其处理方法的错误信息和不良名声，特别是对药物利他林及其应用的争论。

◆ 提高对多动症儿童服务的有效性和可能性，特别在学校和公共场合。

◆ 把多动症列入法律保护范围，提高老师处理多动症儿童的技巧，把社会能力与课堂学习结合起来。

◆ 建立更多的校外和辅导活动的地区性组织。老师、医生、心理学家和其他专业人员，可用演讲、答辩、论文、报告等形式对多动症团体提供技术咨询和帮助。父母和专业人员相互合作，做好儿童保健工作，使多动症儿童广泛受益。

我国对防治多动症工作的建议

目前在我国，儿童多动症已经成为困扰家庭、学校和社会的一个问题。与美国相比，我国在防治工作方面还有很大差距。当前我国只有少数地区、少数医院开设有儿童多动症专科门诊，不少家长仍求医无门。我国要在防治工作上取得进展，首先要得到领导层的认可、重视和支持，采取必要措施，才能赶上国际水平。

为了在我国更好地开展多动症防治工作，笔者提出以下建议。

◆ 多动症发病机理、诊断标准、防治方法尚有许多问题等待解决，国家应加强支持这些问题的研究。

◆ 在全国建立有关多动症研究、交流的学术组织，及时交流经验和信息，提高防治水平。

◆ 我国在防治多动症方面的医务人员相当缺乏，应大力培养和训练专业人员来担任多动症的防治工作。

◆ 幼儿园、小学、中学老师应将儿童心理障碍、多动症问题列为业务学习内容之一，以提高他们对多动症儿童的教育水平。

◆ 卫生部门应加强对有关医务人员的培训，对有效药物的生产、管理和开发。

◆ 广泛开展对多动症的正确宣传，提高人们对多动症的认识，消除对儿童多动症的误解、偏见，打消就医顾虑。

◆ 多动症是各年龄都可能发生的疾病，不能只关注儿童多动症，对幼儿多动症和成人多动症也应该引起足够的重视，使多动症的防治工作更加全面、有效。

对多动症研究工作的展望

多动症问题的发现已经有一个多世纪，但多动症之谜还没有完全揭开，许多问题有待进一步研究。展望未来，在机理研究方面，遗传基因可望有新的发现，神经生物化学可望有新的突破；在诊断研究方面，希望定出更加客观、统一的标准；在预防和治疗方面，希望发明更有效的药物和更好的方法应用于临床；同时应深入开展幼儿多动症和成人多动症的研究工作。

附录1 孤独症行为检查表

儿童姓名＿＿＿＿＿性别＿＿＿＿　　　　　　　□

年龄＿＿＿＿＿出生＿＿＿年＿＿月＿＿日　　□□1–3

填表者姓名＿＿＿＿＿填表者与儿童关系＿＿＿＿

父母所在单位＿＿＿＿＿＿＿＿＿电话＿＿＿＿

家庭地址或通讯处＿＿＿＿＿邮编＿＿＿电话＿＿＿＿

填表者文化程度＿＿＿＿＿＿职业＿＿＿＿

填表日期＿＿年＿＿月＿＿日

填表说明：请仔细逐条阅读以下各条项目，若您的孩子有该项表现，则在项目右侧表格内的数字下画"√"（无论表现轻微或严重）。若无此项则不画，方框内不要画。如果有疑虑，请及早拨专家咨询热线，以便及早得到矫治指导。

项目	感觉	交往	躯体	语言	自理	
1.喜欢长时间的自身旋转			4			□04
2.学会做一件简单的事，但是很快就"忘记"					2	□05
3.经常没有接触环境或进行交往的要求	4					□06
4.往往不能接受简单的指令（如坐下、来这儿等）				1		□07
5.不会玩玩具等（如没完没了地转动，或乱扔、揉等）			2			□08

项目	感觉	交往	躯体	语言	自理	
6.视觉辨别能力差（如对某种物体的大小、颜色或位置等的辨别能力差）	2					☐09
7.无交往微笑（即不会与人点头、招呼、微笑）		2				☐10
8.代词运用得颠倒或混乱（如把"你"说成"我"等）				3		☐11
9.长时间地总拿着某件东西			3			☐12
10.似乎不听人说话，以致怀疑他有听力问题	3					☐13
11.说话不合音调，无节奏				4		☐14
12.长时间摇摆身体			4			☐15
13.要去拿那些实际上够不到的东西		3				☐16
14.对环境和日常生活规律的改变产生强烈反应					3	☐17
15.当他和其他人在一起时，对呼唤他的名字没有反应				2		☐18
16.经常做出前冲，旋转，脚尖行走，手指轻捣、轻弹等动作			4			☐19
17.对其他人的面部表情没有反应		3				☐20
18.说话时很少用"是"或"我"等词				2		☐21
19.有某一方面的特殊能力，似乎与低智不相符					4	☐22
20.不能执行简单的含有介词的指令（如"把球放在盒子上"）				1		☐23
21.有时对很大的声音不产生吃惊的反应	3					☐24
22.经常拍手、晃手、挥舞胳膊、弹指			4			☐25
23.发大脾气或经常发点儿脾气					3	☐26
24.主动回避与别人的目光进行接触		4				☐27
25.拒绝与别人接触或拥抱		4				☐28

项目	感觉	交往	躯体	语言	自理	
26.有时对很痛苦的刺激如摔伤、割破皮肤没有反应	3					☐29
27.身体表现很僵直，很难抱住		3				☐30
28.当抱着他时，感到他的肌肉松弛		2				☐31
29.倾向以姿势、手势来表示他所渴望得到的东西				2		☐32
30.常用脚尖走路			2			☐33
31.用咬人、撞人、踢人来伤害他人				2		☐34
32.不断地重复短句				3		☐35
33.游戏时不模仿其他儿童		3				☐36
34.当强光直接照射眼睛时，常不眨眼	1					☐37
35.有自伤行为，如咬手、撞头等		2				☐38
36.想要什么东西不能等待，马上就要得到				2		☐39
37.不能指出5个以上物体的名称				1		☐40
38.不能发展任何友谊		4				☐41
39.常常喜欢捂耳	4					☐42
40.经常旋转碰撞物体			4			☐43
41.控制大小便方面有问题					1	☐44
42.一天只能提出5个以内的要求				2		☐45
43.经常受到惊吓或常常焦虑不安		3				☐46
44.在正常光线下斜眼、闭眼、皱眉	3					☐47
45.要经常帮助，才会自己给自己穿衣					1	☐48
46.一遍一遍地重复一些声音或词				3		☐49
47.喜欢长时间盯着人看		4				☐50
48.喜欢重复别人的问话和回答				4		☐51

项目	感觉	交往	躯体	语言	自理	
49.常不能意识他所处的环境（往往对危险的情况也不在意）					2	□52
50.特别喜欢着迷于单一的活动和游戏（如来回来去地走、跑、蹦、跳、敲、拍）					4	□53
51.对周围东西喜欢触摸、嗅或尝			3			□54
52.对生人常无视觉反应（对来人不看）	3					□55
53.常常纠缠在一些复杂的仪式行为上，就像缠在魔圈内（如走路一定要走一定的路线，饭前或睡前或做什么以前一定要把东西摆在什么地方或做什么动作）			4			□56
54.经常毁坏东西			2			□57
55.在2岁前就发现他发育迟缓					1	□58
56.在日常生活中至多可用15个短句进行交往				3		□59
57.长时间地凝视一个地方（呆呆地看一处）	4					□60
合计	□	□	□	□	□	□

附录2　Achenbach儿童行为测评表

（家长用，适用于4～16岁儿童）

姓名_____年龄_____性别_____院（编）号_____

住址及邮编_____联系电话_____

　　以下是描述您的孩子的项目，只根据最近半年内的情况描述。每一项后面都有3个数字（0，1，2），如果孩子明显有或经常有此表现，圈2；如果轻度有或有时有此项表现，圈1；如果无此项表现，圈0。

1.行为幼稚与其年龄不符	0	1	2
2.过敏性症状（填具体表现）	0	1	2
3.喜欢争论	0	1	2
4.哮喘病	0	1	2
5.举动像异性	0	1	2
6.随地大便	0	1	2
7.喜欢吹牛或自夸	0	1	2
8.精神不能集中，注意力不能持久	0	1	2
9.老是在想某些事情不能摆脱，强迫观念	0	1	2
10.坐立不安或活动过多	0	1	2
11.喜欢缠着大人或过分依赖	0	1	2
12.常说感到寂寞	0	1	2
13.糊里糊涂，如在云里雾中	0	1	2
14.常常哭叫	0	1	2
15.虐待动物	0	1	2
16.虐待、欺侮别人或吝啬	0	1	2

17.好做白日梦或呆想	0	1	2
18.故意伤害自己或企图自杀	0	1	2
19.需要别人经常注意自己	0	1	2
20.破坏自己的东西	0	1	2
21.破坏家里或其他儿童的东西	0	1	2
22.在家不听话	0	1	2
23.在校不听话	0	1	2
24.不肯好好吃饭	0	1	2
25.不与其他儿童相处	0	1	2
26.有不良行为后不感到内疚	0	1	2
27.易嫉妒	0	1	2
28.吃喝不能作为食物的东西	0	1	2
29.怕上学	0	1	2
30.除怕上学外，还怕某些动物、处境或地方	0	1	2
31.怕自己有坏念头或做坏事	0	1	2
32.觉得自己必须十全十美	0	1	2
33.觉得或抱怨没有人喜欢自己	0	1	2
34.觉得别人存心作弄自己	0	1	2
35.觉得自己无用或有自卑感	0	1	2
36.身体经常被弄伤，容易出事故	0	1	2
37.经常打架	0	1	2
38.常被人戏弄	0	1	2
39.爱和惹麻烦的儿童在一起	0	1	2
40.听到某些实际上没有的声音	0	1	2
41.冲动或行为粗鲁	0	1	2

42.喜欢孤独	0	1	2
43.撒谎或欺骗	0	1	2
44.咬指甲	0	1	2
45.神经过敏，容易激动或紧张	0	1	2
46.动作紧张或带有抽动性	0	1	2
47.做噩梦	0	1	2
48.不被其他儿童喜欢	0	1	2
49.便秘	0	1	2
50.过度恐惧或担心	0	1	2
51.感到头昏	0	1	2
52.过分内疚	0	1	2
53.吃得过多	0	1	2
54.过分疲劳	0	1	2
55.身体过重	0	1	2
56.找不出原因的躯体症状	0	1	2
a.疼痛	0	1	2
b.头痛	0	1	2
c.恶心想吐	0	1	2
d.眼睛有问题（不包括近视及器质性眼病）	0	1	2
e.发疹或患其他皮肤病	0	1	2
f.腹部疼痛或绞痛	0	1	2
g.呕吐	0	1	2
h.其他（说明内容）	0	1	2
57.对他人身体进行攻击	0	1	2
58.挖鼻孔或抓挠身体其他部分皮肤	0	1	2

59.公开玩弄自己的生殖器	0	1	2
60.过多地玩弄自己的生殖器	0	1	2
61.功课差	0	1	2
62.动作不灵活	0	1	2
63.喜欢和年龄较大的儿童在一起	0	1	2
64.喜欢和年龄较小的儿童在一起	0	1	2
65.不肯说话	0	1	2
66.不断重复某些动作,有强迫行为(说明内容)	0	1	2
67.离家出走	0	1	2
68.经常尖叫	0	1	2
69.有事不说出来,憋在心里	0	1	2
70.看到某些实际上没有的东西	0	1	2
71.感到不自然或容易发窘	0	1	2
72.玩火(译注:包括玩火柴或打火机等)	0	1	2
73.有性方面的问题	0	1	2
74.夸耀自己或胡闹	0	1	2
75.害羞或胆小	0	1	2
76.比大多数孩子睡得少	0	1	2
77.比大多数孩子睡得多(不包括赖床)	0	1	2
78.玩弄粪便	0	1	2
79.言语有问题(例如口齿不清)	0	1	2
80.茫然凝视	0	1	2
81.在家偷东西	0	1	2
82.在外偷东西	0	1	2
83.收藏自己不需要的东西(不含集邮等爱好)	0	1	2

84.有怪异行为（不包括其他条已提及者）	0	1	2
85.有怪异想法（不包括其他条已提及者）	0	1	2
86.固执、绷着脸或容易激怒	0	1	2
87.情绪突然变化	0	1	2
88.常常生气	0	1	2
89.多疑	0	1	2
90.咒骂或讲粗话	0	1	2
91.声言要自杀	0	1	2
92.说梦话或有梦游现象	0	1	2
93.话太多	0	1	2
94.常戏弄他人	0	1	2
95.乱发脾气或脾气暴躁	0	1	2
96.威胁他人	0	1	2
97.吮吸大拇指	0	1	2
98.过分要求整齐清洁	0	1	2
99.睡眠不好（说明内容）	0	1	2
100.逃学	0	1	2
101.不够活跃，动作迟钝或精力不足	0	1	2
102.闷闷不乐，悲伤或抑郁	0	1	2
103.说话声音特别大	0	1	2
104.喝酒或使用成瘾药	0	1	2
105.损坏公物	0	1	2
106.白天遗尿	0	1	2
107.夜间遗尿	0	1	2
108.爱哭诉	0	1	2

109.希望成为异性	0	1	2
110.孤独，不合群	0	1	2
111.忧虑重重	0	1	2
112.其他问题	0	1	2